Dr. Bernhard Schwartz

Macht Ihr Arzt
auch einen dieser 7 Fehler
bei Ihnen?

Dieser Ratgeber ist nicht als medizinischer Ratgeber gedacht. Er dient nur zur Information und für die Weiter- und Ausbildung. Bitte konsultieren Sie einen Therapeuten Ihres Vertrauens, wenn dafür eine Notwendigkeit besteht.

Dr. Bernhard Schwartz

Food for Health
Publishing & Media B.V.

2. Auflage 2010

Herausgeber der deutschen Ausgabe:
© 2010 Food for Health Publishing & Media BV
Postbus 3054, NL - 6460 HB Kerkrade

Unverbindliche Preisempfehlung: € 19,95
ISBN/EAN-Nr. 978-90-78057-16-1

Inhalt

Die Lügen der Pharmaindustrie

Stellen Sie sich einmal folgende Pressemitteilung vor: Ein weltweit tätiges Pharmaunternehmen hat eine Super-Pille entwickelt, die gleichzeitig Erkrankungen wie Herzinfarkt, Krebs, Schlaganfall, Osteoporose, Allergien, MS, Diabetes mellitus, Arthritis und Autoimmunkrankheiten nahezu eliminiert. Unzählige Fernsehsender würden Sondersendungen bringen, die Zeitungen wären voll mit Berichten über die Wunderpille und die Aktien der Firma würden ins Unermessliche steigen.

Ich aber verrate Ihnen: Diese Wunderpille gibt es schon längst. Es handelt sich um nichts anderes, als Wirkstoffe, die schon seit Jahrtausenden in der Natur existieren.

Aber: Über Jahrzehnte hinweg sind wir bewusst auf eine falsche Fährte gelockt worden. Denn bedenken Sie eines: Heute herrscht das Antibiotikum-Zeitalter. Mit der Entdeckung des Penicillins 1928 wurden günstige und natürliche Therapieformen bewusst in die Vergessenheit verdrängt. Haupt-Nutznießer dieser Taktik ist die Pharmaindustrie! Jahrzehntelang wurde uns erfolgreich indoktriniert, dass synthetische Medikamente sehr viel wirkungsvoller bei der Therapie von Krankheiten sind. Aber: Die Schulmedizin bekämpft meist nur die Symptome, selten die Ursachen.

Die Folge: Nach Einschätzung des Bremer Gesundheitsforschers Gerd Glaeske werden jährlich 16.000 bis 25.000 Todesfälle durch Neben- und Wechselwirkungen von Arzneimitteln verursacht. Exakte Zahlen gibt es nicht. Sie sollten sich immer bewusst sein, dass Sie sich mit jedem Arzneimittel, das Sie einnehmen, neue Nebenwirkungen einhandeln können. Nieren- oder Leberschäden, Depressionen, Magenblutungen und

-geschwüre im Zusammenhang mit Schmerzmitteln, Alzheimer im Zusammenhang mit Gelenkmitteln, zu starke Unterzuckerung durch Medikamente gegen Diabetes oder schwere Schäden durch Herz-Kreislauf-Mittel.

Das nur als kleiner Ausschnitt der unendlichen Liste der Nebenwirkungen. Die gute Nachricht für Sie: Die Einnahme von Medikamenten und damit die schweren Nebenwirkungen können Sie umgehen. Denn die **Naturmedizin** geht einen besseren und seit Jahrtausenden erfolgreicheren Weg! Das Motto lautet: Chemie dort weglassen, wo sie nicht notwendig ist. Setzen Sie auf bewährte, alte und neue Naturmittel. Denn die unterstützen optimal Ihre Selbstheilungskräfte.

Leider verbreitet sich das Wissen über gesunde Ernährung nur langsam. Man muss sich nur die Fakten betrachten, um zu sehen, dass zu viele widersprüchliche Information mehr verwirren als helfen.

Aber: Ein völlig sicheres Naturmittel schenkt Ihnen möglicherweise viele zusätzliche, gesunde Jahre. Welche Geheimnisse der Natur gerade Ihnen helfen können. Was Ihre Arterien wieder frei macht, Ihre Prostata schützt und gegen Krebs hilft. Wie Sie Ihre Energie aktivieren, jung bleiben und Ihr Herz und Gehirn schützen. Wie Sie Beweglichkeit ohne quälende Schmerzen in den Gelenken wiedererlangen. All das können die Mittel aus der Apotheke der Natur bewerkstelligen. Erfahren Sie mehr über die 7 größten Geheimnisse für Ihre Gesundheit!

Erhalten wir nicht genügend Wirkstoffe aus der Ernährung?

Ganz klar: **Nein!** Natürlich enthält Gemüse oder Obst notwendige und kraftvolle Wirkstoffe. Aber in ganz unterschiedlichen Mengen. Dabei hat sich herausgestellt, dass genaue Messungen erst seit einigen Jahren möglich sind und der Gehalt an Vitaminen beispielsweise von der Jahreszeit und der Bodengüte abhängig ist. Aus diesem Grund sind die Mengenangaben in Nahrungsmitteln immer mit entsprechender Vorsicht zu genießen.

Die meisten Lebensmittel, die z. B. als reich an Vitamin K angesehen werden, haben nachweislich weniger Vitamin K, als man früher dachte.

Aber was noch wichtiger ist: Die angegebenen Mengen bedeuten nicht automatisch, dass diese Menge im Verdauungstrakt auch aufgenommen wird. In aller Regel wird nur ein sehr kleiner Teil verwertet. Man hat z. B. herausgefunden, dass Vitamin K in Spinat nur zu 4 % aufgenommen wird. Wenn nur die Bauchspeicheldrüse nicht einwandfrei arbeitet oder Enzyme fehlen, wird die Aufnahme weiter erschwert.

Sie sehen, die optimale Versorgung Ihres Körpers nur durch die Nahrung zu gewährleisten, ist so gut wie unmöglich.

Dazu kommt: Die geringen Wirkstoffmengen in den Lebensmitteln führen dazu, dass Sie die einzelnen Lebensmittel in Unmengen zu sich nehmen müssten. Daher ist die einzig sinnvolle und gesunde (!) Alternative, Ihre Gesundheit mit reinen und nicht synthetisch **hergestellten Nahrungsergänzungen zu unterstützen!**

Natürliche Waffen für den Erhalt Ihrer Gesundheit: Die 7 wirkungsvollsten Geheimnisse aus der Apotheke der Natur

Forscher haben herausgefunden, dass **7 Naturstoffe** Ihrem Körper auf unterschiedlichste Art helfen können, Ihre Gesundheit zu erhalten und – was viel entscheidender ist – zurückzugewinnen! Und damit auch Ihre Lebensfreude!

Die Naturwunder, die ich Ihnen auf den folgenden Seiten vorstelle, enthalten Antioxidantien (Radikalfänger, schützen die Zellen Ihres Körpers vor Schädigungen), Vitamine, körpereigenes Hyaluron und andere sehr potente Substanzen, die Ihren Körper schützen und damit vor Folgen wie z. B. Arteriosklerose (Arterienverkalkung) bewahren. Die Sie vor qualvollen Gelenk und Muskelschmerzen befreien. Die Sie wieder schmerzfrei leben lassen. Die Ihr Herz stärken. Die Ihre Haut um Jahre jünger aussehen lassen. Die Ihr Gedächtnis wieder so fit werden lassen wie in Ihrer Jugend.

Nutzen daher auch Sie die Chance, mit den Wunderstoffen der Natur Ihre Gesundheit zu erhalten. Ohne Arzt. Und ohne gefährliche Medikamente.

Diese **7 Wunderwaffen** können im Zusammenspiel viele bemerkenswerte und größere Auswirkungen auf Ihre Gesundheit haben, als nur einer dieser Naturstoffe allein. Eine optimale Strategie, von den potenten Naturstoffen zu profitieren, ist also eine **Kombination dieser Naturwaffen!**

Geheimnis Nr. 1: EPA – Langkettiges Omega-3 – Ölwechsel für Ihre Gesundheit!

Träumen Sie von Gesundheit, die ein Leben lang hält? Von einem Herzen, das kräftig schlägt?

„Fehlt Öl, stirbt der Motor Ihres Autos. Menschen brauchen gesunde Fettsäuren. Gesundes Öl, das der menschliche Körper nicht selbst erzeugen kann."

Viele Wissenschaftler schlagen Alarm! Denn heutzutage essen die meisten Menschen zu viele Fettsäuren. Vor allem aber Omega-6: viele zuckerreiche Lebensmittel, eine Ernährung, die überwiegend schnell abbaubare Kohlenhydrate enthält und sehr fleischhaltig ist.

So ungesund sieht der Speiseplan der meisten Deutschen aus. Damit geht eine übermäßige Aufnahme der entzündungsfördernden Arachidonsäure einher. Der Arachidonsäurestoffwechsel fördert unterschiedlichen Erkrankungen wie u. a. Rheuma, Allergien, Neurodermitis oder Arteriosklerose. Aber nicht nur das: Je mehr Arachidonsäure Sie mit der Nahrung zuführen, desto mehr entzündungsfördernde Stoffe werden gebildet.

In den meisten Fällen ist die kardiovaskuläre und koronare Herzerkrankung nicht schicksalhaft, sondern das Resultat aller Ernährungs- und Verhaltensfehler, die während des Lebens gemacht wurden.

Was sind kardiovaskuläre und koronare Herzerkrankungen?

Kardiovaskuläre Erkrankungen sind Erkrankungen des Herz-Kreislaufsystems. Sie werden durch Arteriosklerose verursacht, die umgangssprachlich als Arterienverkalkung bezeichnet wird.

Die koronare Herzkrankheit beschreibt die Auswirkung der systemischen Arteriosklerose in den Herzkranzgefässen (Koronararterien). Durch Ablagerung von Fetten (Lipiden), Bindegewebe und Kalk in der Gefäßwand kommt es zur Einengung des Gefäßdurchmessers mit Beeinträchtigung der Blutzufuhr zum Herzmuskel (Myokard) und somit zu einer verminderten Sauerstoffversorgung der Herzmuskulatur. Das Verhältnis der mit der Nahrung aufgenommenen Omega-3- und Omega-6-Fettsäuren ist von besonderer ernährungsphysiologischer Bedeutung.

Nur lebendiges Fisch-Öl ist gesundes Fisch-Öl

Aber nicht alle Fettsäuren sind schlecht. Im Gegenteil! **Langkettige Omega-3-Fettsäuren aus Fisch** enthalten den lebenswichtigen Naturstoff **Eicosapentaensäure** (EPA). Dieser gehört zu den ungesättigten Omega-3-Fettsäuren, die für Ihren Körper essentiell sind, weil der menschliche Körper sie nicht selbst erzeugen kann. Sie sollten das lebenswichtige Omega-3 also in Form von EPA gezielt zu sich nehmen.

Aber Hand aufs Herz: Essen Sie täglich mehr als 250 Gramm richtig fetten Fisch wie z. B. Beispiel Makrele? Das kann nur ein gutes Nahrungsergänzungsmittel leisten!

Was Ihnen viele Ärzte verschweigen

Statt Omega-3 verschreiben Ärzte lieber Arzneien wie Statine und Acetylsalicylsäure. Diese erzeugen meist Nebenwirkungen. Die bekämpft man wieder mit neuer Chemie. Ein endloser Kreislauf beginnt ...

Holen Sie sich für Ihren Körper nur hochreine Natur – keine Chemie-Bomber mit unerwünschten Nebenwirkungen

Es geht aber auch ohne Nebenwirkungen. Erleben Sie eine Sternstunde der Forschung. Lesen Sie selber, was EPA Positives im Hinblick auf Ihre Herz-Kreislauf-Gesundheit bewirkt

Herzerkrankungen natürlich behandeln ohne Nebenwirkungen!

Was EPA für die Herz-Kreislauf-Gesundheit tun kann

- **Blutfettwerte:** EPA lässt die Triglycerid- und LDL-Cholesterinwerte im Blut sinken. Somit beugen Sie der Arteriosklerose (Arterienverkalkung) vor!

- **Blutdruck:** EPA wirkt stark blutdrucksenkend und reduziert dadurch Ihr Risiko, an einer Herz-Kreislauf-Erkrankungen zu erkranken.

- **Durchblutung:** EPA wirkt positiv auf die roten Blutkörperchen, erweitert die Blutgefäße und senkt den Gehalt an Triglyceriden. Dadurch werden die Fließeigenschaften Ihres Bluts verbessert.

EPA – Blutfettwerte, Blutdruck, Durchblutung positiv beeinflussen

Herzinfarkt-Risiko
bei Frauen oft
total verkannt!
Sie brauchen
EXTRA EPA-Schutz!

Herzinfarkt-Risiko auch bei Frauen

Herz-Kreislauf-Erkrankungen sind längst kein reines „Männerthema" mehr! **Ein gesundes Herz ist auch für Frauen wichtig!** Stress in der Familie belastet eine Frau stärker als Männer. Gerade nach den Wechseljahren sterben Frauen öfters an Herzinfarkt als an Brustkrebs. EPA beugt dem plötzlichen Herztod vor und verringert das Risiko. Somit unterstützt EPA jede Frau bei ihrer besonderen Belastung. Gerade im Alter sollten Frauen auf sich achten und etwas für die anhaltende Gesundheit und sich selber Gutes tun.

EPA-3 erweist sich wie ein Jungbrunnen

- beugt einem zweiten Herzinfarkt vor

- schützt vor Blutgerinnseln, die Schlaganfälle und Herztod auslösen können

- stärkt das Gedächtnis und hilft gegen altersbedingte Gedächtnisschwäche

- hilft bei erhöhten Blutfettwerten

- erhöht das gute HDL-Cholesterin

- senkt langfristig den Blutdruck

- bringt Hormone ins Gleichgewicht

EPA kann Herzinsuffizienz vorbeugen

Schwedische Forscher haben jetzt sogar herausgefunden, dass Omega-3-Fettsäuren aus Fischöl einer Herzinsuffizienz vorbeugen können. Sie haben Daten von knapp 40.000 Schweden über einen Zeitraum von 6 Jahren analysiert. Bei Personen, die täglich etwa 0,4 g der Fettsäuren – etwa aus Fisch – konsumierten, war die Herzinsuffizienzrate um ein Drittel reduziert. Stellen Sie sich vor, um wie viel mehr Sie Ihrem Herz noch helfen können, wenn Sie EPA Ihrem Körper hochdosiert zuführen!

Die dänischen Wissenschaftler Bang und Dyerberg stellten in Studien an Eskimos in Grönland fest, dass diese deutlich bessere Blutfettwerte aufweisen als der Durchschnittseuropäer. Obwohl sich die Eskimos durch einen hohen Fleischverzehr relativ fett- und cholesterinreich ernähren, haben sie statistisch gesehen eine drastisch verringerte Rate von Herzerkrankungen im Vergleich zu Westeuropäern. Die Ursache hierfür liegt in der traditionellen Eskimo-Ernährung, die einen relativ niedrigen Anteil an Omega-6-Fettsäuren, insbesondere die sogenannte Arachidonsäure, dafür aber einen sehr hohen Anteil an Omega-3-Fettsäuren (Robben, Walfleisch und Fisch) aufweist. Das Verhältnis von Omega-6- zu Omega-3-Fettsäuren in der Nahrung der Eskimos liegt bei etwa 1:1, bei der europäischen und amerikanischen Bevölkerung bei ca. 20 bis 50:1.

Eskimo-Geheimnis der guten Blut-Fett-Werte gelüftet!

Und Eskimos, die sich nicht mehr traditionell ernähren, sondern „modern" wie in der westlichen Welt, haben rasant die gleichen Herzprobleme wie Europäer oder Amerikaner.

Ihr Körper wird es Ihnen danken!

Erleben Sie ein neues Lebens-Gefühl

Sie spüren, wie Sie aufblühen. Und man sieht es Ihnen an. Gut durchblutet lebt es sich besser. Sie merken es an Ihrem Körper. Ihr Körper verlangt nach EPA. Mit zunehmendem Alter kann sich ein Mangel an langkettigem Omega-3 verstärken. Gezielte Zufuhr von außen gleicht diesen Mangel aus.

Nach Herzinfarkt oder Schlaganfall das Herz aktiv unterstützen! Blutgefäße putzen!

Starten Sie jetzt Ihren Ölwechsel, wenn Sie

- einen Herzinfarkt erlitten haben,
- einen Schlaganfall hatten,
- unter hohem Blutdruck leiden,
- Hautkrankheiten lindern möchten,
- über ein schlechtes Gedächtnis klagen,
- Immunabwehr stärken wollen,
- Hormone ins Gleichgewicht bringen wollen,
- Prostata-Krebs vorbeugen wollen,
- manchmal depressiv wirken,
- sich erblich bedingt vor Blutgerinnseln fürchten, die Thrombosen verursachen,
- Blutgefäße gesund halten wollen,
- proaktiv gegen Arterienverkalkung angehen möchten, dem Hauptauslöser für plötzlichen Herzinfarkt und Schlaganfall,
- Ihren persönlichen Jungberunnen wünschen.

Hilft auch Diabetikern

Diabetes geht oft mit hohen Cholesterinwerten, hohem Blutdruck und entgleistem Fettstoffwechsel einher. Mit EPA pflegen Sie Herz, Kreislauf und einen gesunden Fettstoffwechsel. Häufig ist es schwer, Medikamente oder Nahrungsergänzungsmittel zu finden, die in den empfindlichen Diätplan passen und nicht wieder den gesamten Insulinhaushalt auf den Kopf stellen. Und dass, wo gerade diese Patienten häufig unter koronalen Erkrankungen leiden oder diese fürchten müssen.

EPA für gesunden Stoffwechsel. Wichtig für Diabetiker!

Schneller als gedacht neue Blut-Werte und alles ohne Nebenwirkung

Sie können sehr viel dazu beitragen, Ihren Fettstoffwechsel günstig zu beeinflussen und so Ihre Lebensqualität um ein Vielfaches steigern.

Die Grundlage, um erhöhte Bluttfettwerte zu senken, ist die Umstellung Ihrer Ernährung. Sie müssen dazu keine extreme Diät einhalten, sondern sollten ihren Fettverzehr und ihre Energiezufuhr reduzieren und sich möglichst abwechslungsreich und vollwertig ernähren.

Es ist aber durchaus möglich, dass Sie überhöhte Blutfettwerte um 50 % senken und das innerhalb von nur 6 Monaten. Herz und Kreislauf stärken und erhöhten Blutdruck natürlich runter bekommen. Und Ihr Herz, Kreislauf und Ihre Gesundheit pflegen. Und bereits nach vierwöchiger Anwendung von EPA mit gleichzeitiger Umstellung der Ernährung auf eine

Arachidonsäure arme Kost können noch schnellere Erfolge verbucht werden.

Achtung: Nur langkettiges Omega-3 hat einen positiven Einfluss auf gesunde Blutdruck-Werte. Natürliche Fischöle enthalten bis zu 38 % Omega-3-Fettsäuren. Diese werden seit mehr als 30 Jahren verwendet, sind gut dokumentiert und gewöhnlich sicher. Besonders wenn sie stabil und rein sind wie echte Qualitäts-Fischöle. Seit kurzer Zeit sind EPA-haltige Fischöle erhältlich, die mehr als 38 % Omega-3-Fettsäuren enthalten. Diese Öle sind nicht natürlich, sondern chemisch verändert. Sie werden erst seit ziemlich kurzer Zeit verwendet, aber es wurde bereits in mindestens 10 wissenschaftlichen Berichten gezeigt, dass sie diverse Nebenwirkungen haben. Achten Sie also unbedingt auf die natürliche Konzentration des Fischöls!

Es ist nicht leicht, im Fischöllabyrinth das richtige Produkt zu finden!

Wenn wir eine schlechte Entscheidung treffen, führt das nicht nur dazu, dass wir riskieren, unsere eigene Gesundheit zu schädigen, sondern auch dass die Umwelt stärker belastet wird als es erforderlich wäre.

Es gibt viele Faktoren zu beachten, wenn man Fischöl kauft. Die meisten Menschen wissen, welche Vorteile es für die Gesundheit hat, wie Fischöl das Herz, die Gelenke und die Haut schützt und gleichzeitig das Gehirn stimuliert und die Fettverbrennung erhöht. Aber das ist noch nicht genug.

Zu sagen, ein Fischöl ist ziemlich genau wie das andere, ist wie wenn man sagen würde, alle Autos seien identisch. Und – mal im Ernst – wer von uns würde mit einem gefährlichen Auto ohne Bremsen herumfahren, wenn bessere Alternativen verfügbar wären?

Wie man auswählt

Es gibt drei Schlüsselkriterien, an die man denken muss, wenn man ein Fischöl auswählt.

Es sollte natürlich, stabil und rein sein. Außerdem ist es wichtig, ein Öl zu wählen, das von jemandem produziert wird, der verantwortlich handelt und die Umwelt schützt.

Natürliche Öle sind am sichersten

Fischöle, die man als ‚natürlich' bezeichnen kann (das bedeutet, dass sie nicht konzentriert oder chemisch modifiziert sind), sind sicherer und haben keine Nebenwirkungen.

Am konzentriertesten ist nicht am besten, wenn es um Fischöle geht – sondern eher das Gegenteil ist der Fall, selbst wenn das merkwürdig klingt. Ein natürliches Öl enthält maximal 38% Omega-3. Wenn der Omega-3-Gehalt höher ist, bedeutet das, dass das Öl chemisch modifiziert wurde, und es ist nicht klar, was im Körper passiert, wenn man solch ein Öl isst.

Gefährliche Instabilität

So könnte es sich als schlechtes Geschäft erweisen, wenn man ein Öl nur kauft, weil es billig ist oder eine hohe Konzentration von Omega-3 hat. Bevor man eine Entscheidung trifft, braucht man mehr Informationen. Instabile Fischöle verlieren mit der Zeit viel von ihren positiven Wirkungen, und sie können sogar die Symptome von Herz-Kreislauf-Erkrankungen verschlimmern. Solche Öle sind auch nicht dazu geeignet, mit Blut verdünnenden Wirkstoffen und von Menschen mit Diabetes genommen zu werden.

Strenge Anforderungen

Die Qualität von Fischölen ist von Öl zu Öl stark unterschiedlich, aber es gibt bestimmte Grundanforderungen, die ein Öl erfüllen muss.

- Ist das Öl natürlich?
- Ist es stabil genug, 30 Tage in einem normalen Raum durchzustehen, ohne irgendeine Tendenz zum Ranzigwerden zu zeigen?
- Kann ich eine Kapsel zerbeißen und das Öl schmeckt gut?
- Kann ich die Kapseln nehmen, ohne lästiges Aufstoßen zu bekommen?
- Wurde es ordnungsgemäß von Umweltgiften gereinigt?
- Fühlt sich der Lieferant verantwortlich für die Erhaltung der Umwelt?

Starten Sie auch einen Angriff auf Alzheimer

Egal, ob zur Vorbeugung von Alzheimer oder nicht, jeder sollte mindestens einen Esslöffel Fischöl täglich nehmen. Fischöl ist ein natürlicher Entzündungs-hemmer, und der Schutz Ihres Körpers – und Ihres Gehirns – vor Entzündungen hilft, allen möglichen Krankheiten vorzubeugen, von Krebs über Herz-krankheiten bis natürlich hin zu Alzheimer. Außer-dem helfen die Omega-3-Fettsäuren im Fischöl, die Membranen der Gehirnzellen zu reparieren.

Kennen Sie diesen Killer in den Top Ten der Todesursachen?

Es ist bestimmt nichts, das Sie in den Top Ten der Todesursachen erwartet hätten. Aber nach Aussage von US-amerikanischen Forschern der Universität von Harvard steht es dort – ganz oben zusammen mit Herzkrankheiten, Krebs und Schlaganfällen – und noch VOR Diabetes und Alzheimer.

Es verursacht allein in den USA schockierende 72.000 bis 96.000 vermeidbare Todesfälle pro Jahr (Diabetes hat 2006 nur 72.449 verursacht).

Bereit für eine Überraschung?

Dieser wichtige Killer ist ein Mangel an langkettigem Omega-3!

In einer von den Centres for Disease Control mit finanzierten Studie untersuchten die Forscher 12 Faktoren der Ernährung, des Stoffwechsels und des Lebensstils und verwendeten ein mathematisches Modell, um festzustellen, wie viele Todesfälle hätten vermieden werden können, wenn jeder dieser Faktoren besser behandelt worden wäre.

Das beweist nur etwas, das wir alle schon lange wissen – die Ernährungsweise und die Nahrung sind weitreichend beim Schutz der Gesundheit. Anstatt mit Medikamenten auf jedes Gesundheitsproblem zu werfen, das auftaucht, sollten wir nach der Wurzel dieses Problems suchen – die gewöhnlich ein Mangel an einem oder mehreren lebenswichtigen Nährstoffen ist.

Einige in der wissenschaftlichen Gemeinschaft haben auf diese Studie als Beweis, dass eine Referenzaufnahme für Omega-3 in der Nahrung festgelegt muss, hingewiesen, so dass die Regierungen Initiativen ergreifen können, um sicherzustellen, dass wir genügend von diesem Nährstoff bekommen.

Richtig – das Problem schreit nach mehr Bürokratie. Warum sollten wir warten, bis die Regierungen eine empfohlene tägliche Aufnahmemenge festlegen, wenn es doch so einfach ist, dieses herzgesunde, entzündungshemmende Wunder JETZT in unsere Ernährung aufzunehmen?

Machen Sie jetzt den Ölwechsel für Ihre Gesundheit! Ihr Körper wird es Ihnen danken!

Geheimnis Nr. 2: Zwingt Kalk raus aus den Arterien und rein in die Knochen!

MK-7 ... Langkettiges Vitamin K2

Sternstunde im medizinischen Denken wie einst Penicillin mit dem Nobel-Preis ...

DIE Sensation gegen die Todesursache Nr. 1: Arterienverkalkung und Herzinfarkt! Schutz vor Osteoporose gibt es gratis dazu!

Wenn Sie auf die Welt kommen, sind Ihre Adern jung und elastisch. Mit zunehmenden Jahren altern Ihre Blutgefäße und werden spröde. Ihre Adern verkalken.

Was aber verursacht Arterienverkalkung und spröde Knochen?

Herzinfarkt und Arterienverkalkung noch immer Todesursache Nr. 1! Das muss nicht sein!

Viele Wissenschaftler schlagen mittlerweile Alarm. Denn fast jeder Deutsche zeigt erste Anzeichen eines Vitamin-K2-Mangels.

Diese Unterversorgung ist DIE Erklärung für die Volkskrankheit Nummer Eins: Herz-Kreislauf-Erkrankungen. Denn ein Vitamin K-Mangel hemmt den Blutfluss und „verstopft" so Ihre Arterien. Aber nicht nur das: Seit Neuestem ist auch erwiesen, dass langkettiges Vitamin K2 vor Knochenbrüchen schützt.

Was sich in Ihren Adern ansammelt, fehlt Ihren Knochen: **Kalk!**

Millionen Menschen in Europa sind in einem Alter, in dem sie ganz besonders auf den Schutz der Knochen achten müssen. Mehr als 9 Millionen Deutsche sind von Osteoporose Betroffen – dies gilt für Frauen, aber auch für Männer. Vor allem Menschen über 45 müssen auf gesunde Arterien achten: Sie sind akut bedroht von Arterienverkalkung!

Das *Risiko Nr. 1* für Herztod und Schlaganfall.

Warum sitzt Kalk in den Adern und fehlt in den Knochen?

Verkalkte Adern sind der schlimmste Risikofaktor, nicht das Cholesterin. So berichtet im New England Journal über eine groß angelegte Studie mit 6.722 Männern und Frauen.

Kalk-„Umleitung" in Japan entdeckt!

Tokio (mai)

Mit einer Sensation sondergleichen warten japanische Forscher auf.

Bei Studien entdeckten die Wissenschaftler, dass Japaner in den östlichen Regionen viel weniger unter Arterienverkalkung leiden. Aber nicht nur dass: Entscheidend ist die unglaubliche Entdeckung, dass sie sich auch noch im hohen Alter über erstaunlich starke Knochen erfreuen können!

Was aber steckt dahinter?

Als Ursache entdeckten die Forscher das 1.000-jährigen Gericht namens Natto. Eine Art Nationalgericht aus fermentierten Sojabohnen – ähnlich wie bei uns der Senner den Käse auf der Alm herstellt. Bei der einzigartigen Gärungsform entwickeln sich wertvolle Enzyme, darunter das Super-Enzym Nattokinase, und wertvolles, langkettiges Vitamin K2 (MK-7).

Natto birgt einen Lebensretter mit einem besonderen Geheimnis:

MK-7, das langkettige Vitamin K2, den Lebensretter mit erstaunlicher Tauschwirkung. Bei der weiteren Forschung entdeckten die Wissenschaftler einen fantastischen Tausch von Mutter Natur. Kalk aus den verkalkten Adern wird in die Knochen transportiert, wo er fehlt. Die Apotheke der Natur beweist ihre Kraft.

Stellen Sie sich vor: In Ihrem Körper gibt es einen Weichensteller, der die Weichen neu stellt. Er holt jetzt den Kalk aus Ihren Schlagadern ab und transportiert den Kalk in Ihre Knochen.

Freie Bahnen fürs Blut! Geschmeidige Knochen!

**MK-7 garantiert Ihnen
ein längeres und gesünderes Leben!**

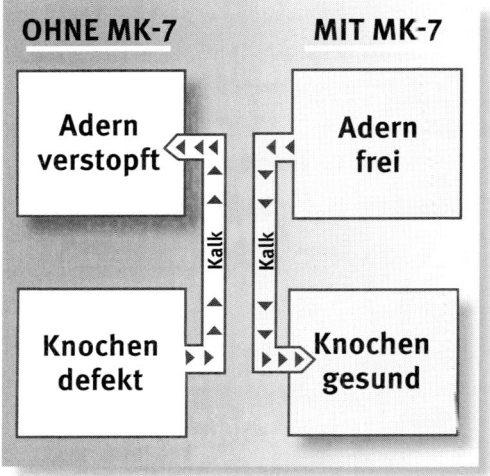

Was unglaublich klingen mag, ist mittlerweile vielfach wissenschaftlich erwiesen. Alle Forscher sind hellauf begeistert! Denn die Studien zeigen allesamt eins: **MK-7 stärkt enorm die Knochen und halbiert (!) das Risiko eines Herztodes!**

Forscher sind euphorisiert über die erstaunliche Wirkung für Herz und Knochen. Die 10-jährige Rotterdam-Studie mit 4.807 Teilnehmern berichtet über MK-7 statistisch klipp und klar:

1. **das Risiko für den Herztod ist halbiert**
2. **52% weniger Arterien-Verkalkung**
3. **gesamt Sterbe-Risiko um 25% verringert**

- Zwingen Sie jetzt den Kalk aus Ihren Schlagadern raus.
- Zwingen Sie diesen Kalk in Ihre Knochen rein.
- Schützen Sie sich gegen Verkalkung, Alzheimer, Krebs und Krampfadern.
- Und gegen Herztod und Schlaganfall

MK 7, das langkettige Vitamin K 2 schaltet diese 2 Risiken aus: Die erste Erlebensversicherung der Welt!

Das fatale Calcium-Paradox!

Fehlt Ihrem Körper langkettiges Vitamin K2 und damit MK-7, entsteht ein Problem bei der Calciumverwertung (Calcium = Kalk). Es kommt gleichzeitig zu den 2 Hoch-Risiken Arterienverkalkung und Knochenverlust. Das bezeichnen Experten als Calcium-Paradox. Ein doppelt tödliches Risiko bei gestörtem Calciumstoffwechsel.

Das bioaktive MK-7 hat im Vergleich zu anderem Vitamin K-Formen enorme Vorteile:

- 1.000-mal bessere Absorption, also „Aufnahme" durch den Körper.
- Es bleibt für 3 bis 4 Tage im Blut (andere Vitamin K-Formen sind dagegen nur einige Stunden im Blut nachzuweisen).
- Bei 45 mcg/Tag sorgt es für wesentlich stabilere Gerinnungswerte des Bluts.

Erfahren Sie hier, was es mit Vitamin K2 für Ihre Gesundheit auf sich hat, wie Sie Ihren Bedarf sicher decken und wie Sie Krankheiten vorbeugen bzw. besiegen können: **MK-7 kehrt das Calcium-Paradox um!**

MK-7 dirigiert das Calcium dorthin, wo es hingehört

Schützen Sie sich mit MK-7 und tun Sie mit wenig Geld viel für Ihre Gesundheit!

MK-7 stabilisiert *gleichzeitig* Ihre Knochen und hält Ihre Arterien „sauber". Es befreit Sie mit einem Mal vor der Angst vor einem Herzinfarkt, einem Schlaganfall, Osteoporose und womöglich einem Oberschenkelhalsbruch! Etwas besseres können Sie für Ihre Gesundheit nicht tun!

Sie halten Ihre Blutgefäße elastisch mit dem Protein Elastin

- Sie stärken Ihre Knochen
- Sie schützen sich vor Oxidation des LDL-Cholesterins, wie Schutz vor Rost beim Eisen
- Sie senken zusätzlich das Prostata-Krebs-Risiko bis 35 %

Herz-Schutz
verdrängt
dramatischen
Alters-Abbau

Und hilft noch viel mehr

*   gegen Alzheimer

*   bei Diabetes

*   beugt Leberkrebs vor

*   vermeidet Krampfadern

*   schützt Ihre Leber

In einer gesunden Schlagader steckt 50 bis 100 Mal mehr Vitamin K2 als in einer verkalkten. Mit zunehmendem Alter verliert Ihr Körper die Gabe, Calcium selbst im Körper richtig zu verteilen. Statt in die Knochen gelangt der Kalk ins Herz, Gehirn und in Ihre Adern.

Graue Zellen
rosten ohne Kalk –
ohne MK-7

Was tödlich ist in Ihren Schlagadern, ist gut in Ihren Knochen

„Bei 80-Jährigen ist der Calcium-Gehalt in den Arterien über 140-mal höher als bei 40-Jährigen" (Gesundheits-Experte Dr. J. Howenstine).

Wie kann Ihnen MK-7 helfen?

Warum Milch und
Käse nicht genug
liefern!

Die Funktionsweise von MK-7 als langkettige Form von Vitamin K2 ist einzigartig unter den Vitaminen. MK-7 aktiviert die GLA-Proteine (Gamma-Carboxylglutaminsäure), die für den Calciumhaushalt der Knochen so enorm wichtig sind.

Forscher glauben, dass es mindestens 100 dieser Proteine gibt, die im ganzen Körper verteilt sind. Und Vitamin K2, in Form des langkettigen MK-7, ist das einzige Vitamin, das diese Proteine aktiviert und zum Arbeiten bringt.

Bei diesen Proteinen bewirkt MK-7 ein ganz einzigartiges Kunststück: Es führt eine „Carboxylierung" herbei. Das ist ein ganz natürlicher Prozess, bei der die Proteine „ihre Krallen ausfahren". Damit klammern bzw. kleben sie sich am Calcium, das sich in Ihrem Blut befindet, fest, und werden gleichzeitig beweglich. Diese Beweglichkeit ermöglicht es Ihnen, das Calcium an seinen Bestimmungsort, die Knochen und Zähne, zu bringen.

Umgekehrt gedacht, wenn Ihr Körper zu wenig MK-7 hat, können die Proteine diese Krallen nicht ausbilden. Sie sind „untercarboxyliert" und können das Mineral nicht steuern.

Dadurch wandert das für die Knochen wertvolle Calcium unkontrolliert aus den Knochen in die Arterien und andere weiche Gewebearten. Und richtet dort enormen Schaden an!

Ärzte setzen bei Arterienverkalkung und Osteoporose lieber auf 2 oder mehr Arzneimittel. Diese Chemiebomber verzögern das Leiden lediglich – und verdoppeln damit die Nebenwirkungen – statt auf ein einziges Naturmittel, das ursächlich hilft.

**Bis heute gibt es kein Arzneimittel,
das direkt den Kalk aus den Blutgefäßen entfernt.**

Ärzte verschreiben Chemie-Bomber, die den Blutdruck senken. Die den Cholesterin-Wert mindern. Oder die Blutgefäße erweitern. Und chemisch das Blut verdünnen.

Zwingt Kalk raus aus den Arterien und rein in die Knochen

Chemie verzögert das Leiden (oft) unnötig! Die Natur hat alles, ist sanft und wirkt, und wirkt, und wirkt!

Gleichzeitig warnen einige Fachleute vor zu viel Calcium in der Nahrung. Ein Irrglaube! Denn nur falsch verwerteter Kalk schadet!

Nur falsch verwerteter Kalk schadet

MK-7 leitet das „verirrte" Calcium sanft zurück in den Knochen!

So schützt das „Knochenvitamin" MK-7 Ihren Körper.

Wenn Sie sich mit dem Thema Knochendichte beschäftigt haben, sind Sie wahrscheinlich auf das bekannteste **GLA-Protein, das Osteocalcin,** gestoßen. Osteocalcin benötigt langkettiges Vitamin K2, also MK-7, um Calcium in den Knochen einzulagern.

Fehlt dem Osteocalcin (= untercarboxyliertes Osteocalcin) das MK-7, kann es nicht regulierend beim Calcium eingreifen. Die Folge für Ihren Körper: Der Calciumgehalt in den Zähnen und Knochen vermindert sich und diese werden porös. Gleichzeitig wird das „irregeleitete" Calcium statt dessen in den Arterien eingelagert. Mit den bekannten, lebensbedrohlichen Folgen für Ihren Körper!

Natto: Die Krönung von Mutter Natur für wirkliche Gesundheit von Herz, Hirn und Knochen

Studien haben gezeigt, dass nur Vitamin K2 in der Form des hochbioaktiven MK-7 diesen Vorgang umkehren kann!

Sie sehen: MK-7 ist DIE natürliche Lösung, das Protein, das Calcium in die Knochen einfügen kann, zu stimulieren. In der Tat leitet das MK-7 das Calcium der Arterien zu den Knochen um und hilft somit, diese beiden schwerwiegenden Probleme gleichzeitig zu lösen!

Das Problem: Vitamin K kann zum größten Teil nicht vom Körper hergestellt werden. Sie sind daher auf die Zufuhr über Nahrungsmittel abhängig, um eine ausreichende Versorgung zu gewährleisten. Allerdings müssten Sie wahnsinnig große Mengen dieser Nahrungsmittel konsumieren, da sie nur Spuren von Vitamin K2 aufweisen.

Seit Kurzem ist der Kalk-Umlenker endlich auch in Deutschland erhältlich. Und zwar in Form von Nahrungsergänzungsmitteln, die eine ungewöhnlich hohe MK-7-Konzentration enthalten! Sie können sich endlich selbst **mit MK-7 schützen.**

Zwei der größten Gesundheitsrisiken können jetzt mit einem Mittel gebannt werden. Denn es ist der „Weichensteller" für den Kalk (Calcium): Was als sich als tödliche Ablagerung in den Schlagadern bildet, bindet MK-7 und transportiert es in die Knochen.

Endlich auch in Deutschland erhältlich!

Holen sie sich jetzt die „Erste Erlebensversicherung der Welt"!

Geheimnis Nr. 3: Thrombose-Gefahr gebannt! Freier Blutfluss und gesunder Blutdruck mit dem japanischem Enzym-Geheimnis Nattokinase!

NSK-SD® ... ECHTE NATTOKINASE

Ärzte setzen immer noch auf chemische Blutverdünner mit Nebenwirkungen statt auf ein Mittel aus der Apotheke der Natur, welches die Sensation für Zirkulation und freien Blutfluss bringt! Wie das Super-Enzym Nattokinase!

Herzinfarkt, Schlaganfall, Angina pectoris, Demenz, Senilität, Bluthochdruck, ...

Die Liste der „neuzeitlichen Erkrankungen" wird immer länger. So erleiden jedes Jahr allein in Deutschland mehr als 300.000 Menschen einen Herzinfarkt und 270 Menschen sterben täglich am plötzlichen Herztod. Herz-Kreislauf-Erkrankungen sind die Todesursache Nummer 1 in Deutschland.

Hausgemachte Probleme und ärztlich ignorierte Nebenwirkungen!

Dabei sind die Ursachen für einen Herzinfarkt größtenteils „hausgemacht". So erhöhen Stress, wenig Erholungsphasen oder Rauchen das Infarktrisiko ebenso wie eine ungesunde Ernährung und Übergewicht.

Folge: Der Blutdruck steigt, die Arterien verstopfen und es bilden sich gefährliche Blutgerinnsel.

Wenn ein Blutgerinnsel in Ihr Gehirn gerät, bekommen Sie einen Schlaganfall. Wenn es in Ihr Herz gerät, bekommen Sie einen Herzinfarkt. Man geht davon aus, dass 60 Prozent der Fälle von Senilität bei älteren Menschen durch Blutgerinnsel im Gehirn bedingt sind.

In Ländern wie Japan gibt es die Lösung!

Obwohl dort weitaus mehr geraucht wird als in Deutschland, liegt die Lebenserwartung deutlich höher und Herz-Kreislauf-Erkrankungen sind eher die Seltenheit.

Woran kann das liegen?

Bisher ging man davon aus, dass die gute Ernährung der Japaner, bestehend aus reichlich Getreide, Fisch, Algen und Gemüse für die hervorragende Gesundheit verantwortlich ist. Jetzt hat sich aber herausgestellt, dass es vor allem ein ganz bestimmter Teil der Ernährung ist, der die Japaner ganz automatisch vor möglichen Herz-Kreislauf-Erkrankungen schützt: **Natto!**

Menschen, die regelmäßig dieses Lebensmittel essen, kennen weder Herzinfarkt, Schlaganfall, Angina pectoris, Bluthochdruck, Demenz noch Senilität ...

Was ist dieses geheimnisvolle Natto?

Nahrung der Japaner unter die Lupe genommen!

Natto ist seit mehr als 1.000 Jahren ein traditionelles japanisches Nahrungsmittel, wie in Deutschland das Sauerkraut. Es handelt sich dabei um ein fermentiertes (vergorenes) Sojaprodukt mit einem strengen, käseähnlichen Geschmack.

Natto ist seit jeher Teil der traditionellen japanischen Küche und wird häufig Reis, Miso-Suppen und Sushi zugefügt.

Natto ist arm an Natrium, aber reich an langkettigem Vitamin K2. Außerdem enthält es Fasern, Proteine, ungesättigte Fettsäuren, Eisen, Kalzium, Kalium und andere Nährstoffe.

Nattokinase – das Super-Enzym!

Der Clou: Bei der einzigartigen Gärungsform entwickeln sich wertvolle Enzyme. Das wertvollste Enzym, das dabei entsteht heißt **„Nattokinase"**.

So wichtig wie die Entdeckung von Penicillin

Die Entdeckung des Super Enzyms „Nattokinase" ist Dr. Sumi zu verdanken. Er fand zufällig heraus, dass dieses Enzym mit Super-Kräften Blutgerinnsel mit einer unvergleichlichen Geschwindigkeit auflöst.

Kann dies mehr Menschenleben retten als Penicillin?

Blutgerinnsel auflösen – ohne OP, ohne Hammer-Pillen, ohne Arzt!

Es war ein ähnlicher Zufall wie bei der Entdeckung des Penicillins durch Alexander Fleming. Dr. Sumi war sehr überrascht, als eine kleine Menge dieses Nahrungsmittels in seinem Labor auf ein Blutgerinnsel tropfte. Das gesamte Blutgerinnsel wurde aufgelöst und Natto blieb 18 Stunden aktiv.

Das ist ein starker Kontrast zu den besten Medikamenten, die die moderne Medizin bietet. Pro Packung können diese fast Tausend Euro kosten und sie wirken oft nur etwa 30 Minuten.

Im Vergleich dazu ist Nattokinase lächerlich preiswert. Außerdem bleibt Nattokinase im Körper viele Stunden lang wirksam.

Die Sensation blieb glücklicherweise kein Laborwunder

Die Forscher begannen mit Tierstudien. In einer Studie mit Hunden löste eine einzige Gabe die Blutgerinnsel innerhalb von fünf Stunden vollständig auf! Nach 18 Stunden waren die Blutgerinnsel bei den Hunden, die ein Placebo erhalten hatten, so groß wie zuvor.

Nattokinase übertraf sogar Plasmin – die natürliche Blutgerinnsel bekämpfende Substanz, die Sie in Ihren eigenen Arterien haben – um das Vierfache.

Und auch in Studien an Menschen war es ein Erfolg!

„Endlich keine Angst mehr vor Herzinfarkt, Schlaganfall, Angina pectoris, Demenz, Senilität, Bluthochdruck ... " Ist dies für jeden Menschen ab 45 möglicherweise das wichtigste Naturmittel?

Profitieren Sie vom echten, völlig sicheren Naturmittel Nattokinase, welches Ihnen diese ganzen Vorteile, 100 % Nebenwirkungsfrei liefert:

- stimuliert Ihren Körper, mehr von seinem eigenen Blutgerinnsel lösenden Plasmin zu produzieren
- unterstützt gesunden Blutdruck
- verbessert die Bereitstellung von Sauerstoff
- bewahrt vor Demenz und Senilität
- fördert normalen Blutfluss, gesunde Durchblutung und normale Viskosität des Blutes
- reduziert signifikant das Risiko für Herzinfarkt und Schlaganfall
- auch bei Soja-Allergie geeignet

Körpereigene Plasmin-Produktion ankurbeln und Blutdruck senken!

Achtung: Kennt Ihr Arzt das Geheimnis „Nattokinase" und seine lebensrettende Wirkung?

Die meisten Ärzte verzweifeln beim Thema Herz-Kreislauf und wissen nichts von der Unterstützung der Gesundheit durch gesunde Ernährung, weil Sie im Studium nichts darüber gelernt haben. Sie haben keine guten Lösungen erfahren und „behandeln" daher meist mit Medikamenten, die lebenslang genommen werden sollen.

Kennen Sie das? Bekommen Sie auch Blutgerinnungshemmer verschrieben? Z. B. Heparin oder Warfarin? Diese beiden Medikamente sind nicht zur Langzeittherapie empfohlen, da sie gefährliche Nebenwirkungen haben.

Ein weiterer Vorteil von Nattokinase!

Sie können es bereits vorbeugend und langfristig nehmen. Also bevor überhaupt Symptome entstehen. Sie erreichen mit täglich 2.000 fibrinolytischen Aktivitätseinheiten (FU = Fibrin Units) einen ausreichenden Schutz vor der Entstehung von Blutgerinnseln. Sie verringern damit deutlich die Gefahr von Blutgerinnseln, Embolien, Herzinfarkten oder Schlaganfällen.

In der Original Nattokinase NSK-SD® sind mehr als 20.000 Fibrineinheiten pro Gramm enthalten, die Ihren Körper kräftigen und aktivieren.

Wie wichtig die **Vorbeugung** ist, haben aktuelle Forschungsergebnisse deutlich gemacht. So wurde bestätigt, dass ein Blutgerinnsel in den zerebralen Blutgefäßen (Blutgefäße des Gehirns) sogar die gefürchtete Demenz auslösen kann. In Japan ist z. B. bei mehr als 60 % der Demenzerkrankten eine Thrombose der Auslöser für die Erkrankung.

Natürlich Vorbeugen einfach (und) besser als chemisches Nachbehandeln

Weitere typische Thromboseerkrankungen sind

- Gehirnblutungen
- Schlaganfall
- Herzinfarkt
- Angina Pectoris
- Diabetes

Viele Menschen fragen sich daher, wie Sie ein Leben ohne Erkrankungen wie Herzinfarkte, Schlaganfälle, Senilität, Demenz oder Embolien führen können, vor allen Dingen im fortgeschrittenerem Alter.

Mehr als 60 % der älteren Menschen beschäftigen sich mit dieser Frage.

Zu Recht, denn Herz und Gehirn sollten lange gesund gehalten werden, um ein glückliches gesundes Leben führen zu können.

Sie brauchen Nattokinase, wenn Sie

- über 50 sind,
- Herzinfarkt, Schlaganfall und Senilität vorbeugen möchten,
- Ihren Blutdruck senken möchten,
- den Alterungsprozess von innen bekämpfen möchten,
- es leid sind, Socken im Bett zu tragen, um Ihre Füße warm zu halten.

Nattokinase ist eine viel sicherere und wirksamere Option als pharmazeutische Wirkstoffe zur Behandlung von Herzkrankheiten. Nattokinase wird seit mehr als 20 Jahren sicher angewandt, wobei keine negativen Nebenwirkungen bekannt geworden sind.

Wenn Sie oder jemand anders aus Ihrer Familie Herzkrankheiten hat oder hatte, ist die gleichzeitige Anwendung von MK-7 und Nattokinase überaus sinnvoll. Die Anwendung dieser beiden Mittel zu-

Eine Apfelsine und ein Glas Milch sind schnell „durch" – der Körper braucht Vitamine und Kalk aber immerzu!

Herzkrankheiten in der Familie – ein Warnsignal! Oder Zeit zu handeln!

sammen bietet eine potente Maßnahme gegen Herzkrankheiten – den Killer Nummer 1 in Europa.

MK-7 und das Enzym Nattokinase, beides gewonnen
aus dem japanischen Gericht Natto, sind ein starkes
Duo für Ihre Gesundheit. Am Besten nehmen Sie täglich beides:

1. **MK-7** zwingt den Kalk aus den Adern rein in die
   Knochen.
2. **Nattokinas**e bannt die Gefahr von Blutgerinnseln.

Die Sensation aus Japan! Das absolut sichere
Super-Enzym Nattokinase aus dem Lebensmittel
Natto, fermentierten Sojabohnen, hilft Blutgerinn-
sel schneller als alles andere aufzulösen, senkt Ihren
Blutdruck und sorgt für gesunde Zirkulation.

Natto birgt eine „Erlebensversicherung" mit beson-
derem Geheimnis: Die Krönung von Mutter Na-
tur für wirkliche Gesundheit von Herz, Hirn und
Knochen. **TIPP: Nutzen Sie das starke Duo für Ihre
Herz-Kreislauf-Gesundheit und die Stabilität Ihrer
Knochen. Mit MK-7 und Nattokinase, den Entde-
ckungen des 21. Jahrhunderts, werden tatsächlich die
Bücher der Medizin neu geschrieben.**

Freuen Sie sich über neue Lebens-Qualität

Wenn Sie von einem der folgenden Leiden betroffen sind, sollten Sie dringend, Nattokinase zu Ihrem
täglichen Gesundheitsprogramm hinzufügen:

Wann ist Vorbeugung sinnvoll?

- Sie hatten einen Herzinfarkt oder einen Schlaganfall
- Bluthochdruck, Angina Pectoris oder ein anderes Herz-Kreislauf-Problem
- Ihre Muskeln ermüden schnell oder schmerzen
- Sie leiden an Muskelschmerzen oder „unruhigen Beinen"
- Ihr Gedächtnis oder Ihre intellektuelle Leistungsfähigkeit nimmt ab
- Ihre Hände und Füße „schlafen häufig ein" oder kribbeln
- Sie haben Schnitte oder Wunden an Ihren Füßen, die nicht heilen
- Sie wünschen sich Unterstützung des Blutfett-Stoffwechsels und der gesunden Blutgerinnungsfunktion
- Sie wünschen sich Unterstützung des Homocystein-Stoffwechsels
- Sie sitzen lange oder machen eine Flugreise

Nattokinase – Die starke und natürliche Wirkung in Ihrem Körper

In Ihrem Körper befinden sich mehr als 20 Enzyme, die eine Blutgerinnung verursachen, aber nur ein einziges Enzym, **Plasmin,** dass die Blutgerinnung stoppt.

Zwar schafft der Körper es in der Regel, seine Enzyme zu aktivieren und bereits im Vorfeld entstandene Blutgerinnsel aufzulösen. Aber je älter Sie werden, desto weniger produziert Ihr Körper die eigenen Enzyme und macht Ihr Blut damit anfälliger für Blutgerinnsel und Herz-Kreislauf-Erkrankungen.

Wissenschaftler bezeichnen Nattokinase als die aufregendste Neuigkeit für die Herz-Kreislauf-Gesundheit:

In wissenschaftlichen Untersuchungen hat sich bei der Anwendung von Nattokinase gezeigt, dass sich die Blutgefäße in ihrem Durchmesser vergrößern. Dadurch wird eine Blutdrucksenkung um 10 % erreicht. Außerdem wirkt Nattokinase hervorragend bei der Behandlung einer Embolie (Verschluss des Blutgefäßes) und deren Prävention.

Eine weitere Studie macht deutlich, dass Nattokinase sogar stärker als das körpereigene Enzym Plasmin ist. So ist die fibrinolytische Wirkung des Enzyms Nattokinase, also die auflösende Wirkung auf Blutgerinnsel, um 4-mal höher als beim körpereigenen Enzym Plasmin!

Und das echte Enzym Nattokinase erstaunt die Wissenschaft immer weiter:

So *erhöhte* das wertvolle Enzym den arteriellen Blutfluss um 62 %. Die Ergebnisse machen deutlich, dass die Wirkung von Nattokinase sogar stärker ist als die des körpereigenen Plasmin. Zusätzlich regt es den Körper verstärkt zur Produktion der körpereigenen Enzyme an und kräftigt und unterstützt damit auf natürliche Weise.

Verbündete für freien (Blut-)Fluss: Nattokinase und Plasmin putzen Ihre Bahnen!

Frei von Blut-ge-
rinnsel-Gefahr UND
gesunde Blutgerin-
nung – nur ohne
Chemie-Bomber!

Was bedeutet das für Sie?

Nattokinase ist einzigartig zur Unterstützung des körpereigenen Schutzes gegen ungewollte Blutgerinnsel. Es beeinträchtigt dabei aber nicht die Fähigkeit des Körpers, schnell ein Blutgerinnsel zu bilden, um Blutungen aufgrund eines Schnitts zu verhindern. Während Medikamente diesen lebenswichtigen Blutgerinnungsprozess hemmen, in der Hoffnung, einem Blutgerinnsel vorzubeugen, tut Nattokinase das nicht.

Wichtiger Vorsichtshinweis:

Menschen, die Nattokinase zusammen mit Blutdruck-Medikamenten nehmen, sollten ihren Blutdruck überwachen lassen, da die Blutdruckmedizin möglicherweise **verringert oder abgesetzt** werden kann. Das ist keine Nebenwirkung von Nattokinase, sondern eine Nebenwirkung des Blutdruck-Medikaments, das überdosiert oder überflüssig sein kann, wenn der Blutfluss normalisiert ist.

Sie können Nattokinase mit blutverdünnenden Medikamenten kombinieren, wenn regelmäßig die Quick-Werte kontrolliert werden.

Vergessen Sie Herzinfarkt, Schlaganfall und Senilität und holen Sie sich Ihre unübertroffene Thrombose-Versicherung: **Mit Nattokinase gibt es jetzt tatsächlich die wirksame Lösung!**

Was würden Sie für etwas geben, das Ihre Blutgefäße offenhält und Ihr Blut frei fließen lässt? Für etwas, das monumentale Erfolge bewiesen hat beim Auflösen von Blutpfropfen und Blutgerinnseln, so dass erst gar kein Thrombus entsteht.

Wichtig! Achten Sie auf echtes „Nattokinase" wie NSK-SD® von JBSL (Japan BioScience Laboratory). Bei echter Nattokinase müssen Sie keinerlei Wechselwirkung befürchten.

Stärken Sie Ihren Körper mit Nattokinase auf natürliche Weise. Das gilt vor allem dann, wenn Sie noch viele Jahre gesund verbringen möchten.

Geheimnis Nr. 4: Der Ritter, der Sie rundum schützt! Größter Durchbruch aller Zeiten bei Krebs und *gleichzeitig* das Risiko für Herzinfarkt und Schlaganfall senken!

Entdecken Sie das vergessene Anti-Krebs-Vitamin und welche Krankheiten dieses einzigartige Gesundwunder sonst noch bekämpft. Es erwartet Sie eine Lawine von atemberaubenden Forschungs-Ergebnissen!

Stellen Sie sich vor, es gäbe eine patentierte Wunderpille. Die Sie vor vielen Risiken Ihrer Gesundheit schützt.

Die Nachricht, die alle elektrisiert

Auf allen Kanälen der Fernsehsender, in Zeitungen und Zeitschriften, im Radio und übers Internet verbreitet sich diese Meldung wie Lauffeuer. Die Aktien dieser Wunderpille würden trotz Wirtschaftskrise wie eine Rakete ins Unermessliche steigen. Gut, dass dieser Naturstoff nicht patentierbar ist.

Dieses „Wunder" gibt es wirklich!

Das aus Vitamin D gebildete „Sonnenscheinhormon" stärkt nicht nur die Knochen, sondern ist ein wahrer Tausendsassa. Es schützt Sie kraftvoll vor Krebs und hält Ihr Herz gesund.

Sonnenschein-hormon: verkannt und doch SOOO wichtig!

Manch einer mag die Sonnenschein-Hormon-Geschichte für zu gut halten, um wahr zu sein. Denn Ankündigungen von „Alleskönnern" waren meist Flops. Aber der große Unterschied ist, dass Vitamin D anders als andere Vitamine in ein Hormon umgewandelt wird, was es biologisch viel aktiver macht.

Außerdem „wirkt es unabhängig in Hunderten Geweben Ihres Körpers", sagte Dr. Cannell vom Vitamin D-Council, einer gemeinnützigen Organisation mit Sitz in Kalifornien.

Was sich hinter „Vitamin D" versteckt

Vitamin D kann durch die Nahrung aufgenommen werden. Gleichzeitig ist es aber ein Vitamin, das der Körper selbst herstellen kann. Dies geschieht in der Haut unter Einwirkung von UV-Licht. Daher ist es auch als das „Sonnenschein-Vitamin" bekannt.

Früher als „Sonnenschein-Vitamin" abgetan. Heute Zentralschalter für Gesundheit in Ihrem Körper.

Ist unser Körper dem Sonnen-Licht ausgesetzt, wird eine chemische Substanz in der Haut in eine inaktive Form von Vitamin D umgewandelt. Später wird das inaktive Vitamin D über das Blut in die Leber transportiert, wo es einen weiteren chemischen Umwandlungsprozess durchläuft. Schließlich verwandeln die Nieren das Vitamin D in seine aktive Form, ein Hormon, das im Organismus gebraucht wird.

Vitamin D – anders als andere Vitamine!

Die Forschung über Vitamin D steht erst am Anfang. Doch die Ergebnisse sind heute bereits sensationell

Stellen Sie sich ein natürliches Mittel vor, das vor Darmkrebs, Prostatakrebs und Brustkrebs schützt! Das von Herzinfarkt, Schlaganfall, Bluthochdruck, Diabetes, Multiple Sklerose, Osteoporose und Arthritis befreit! Staunen Sie, was die Natur für Sie schafft.

Jetzt ist es in Deutschland amtlich: Das wichtigste vergessene Vitamin!

Erst kürzlich wurden 2 Studien aus Österreich und den USA veröffentlicht, denen zufolge ein niedriger Spiegel an Vitamin D das Risiko für Herz-Kreislauf-Erkrankungen erhöht.

Vitamin D-Mangel und erhöhtes Krebs-Risiko hängen zusammen!

Andere Untersuchungen belegen einen Zusammenhang zwischen zu wenig Vitamin D im Blut und Tumoren in Brust, Prostata oder Darm.

Jörg Reichrath, leitender Oberarzt am Uniklinikum des Saarlandes: „Der Effekt beruht höchstwahrscheinlich darauf, dass das Sonnenschein-Hormon die unkontrollierte Zellteilung hemmt."

Aber: Selbst die niedrigen Empfehlungen der Deutschen Gesellschaft für Ernährung, die noch in erster Linie für die Vorbeugung von Knochenkrankheiten errechnet wurden, werden seit Jahren von einem großen Teil der Bevölkerung nicht erreicht.

Jörg Reichrath: „Im Winter oder wenn man praktisch nur im Büro sitzt, sollte man zu einem Vitamin-D-Präparat greifen."

Deutsche Mediziner öffnen Augen zu langsam!

Schulmediziner und Forscher in Deutschland entdecken, was ihre Kollegen in Kanada und Amerika schon längst wissen:

„Es gibt keinen besseren Wirkstoff gegen Krebs!" so Dr. Cannel vom gemeinnützigen Vitamin D-Council in Kalifornien.

Sie lesen hier von einer Sensation, die der Geschichte der Medizin ein völlig neues Kapitel hinzufügt. Würde dieses Mittel pro Tablette Tausende von Euro kosten, dann stürzten sich Fachleute aus der ganzen Welt auf diesen Stoff. Doch dieser Natur-Stoff ist *nicht* patentierbar.

„ ... senkt das Krebs-Risiko bis 77 %"

Kein Patent = kein Riesen-Gewinn = kein Pharma-Interesse

So bleibt es zuerst Quer-Denkern überlassen, diesen Naturstoff zu erforschen. Um die atemberaubende Nachricht vom „... senkt das Krebs-Risiko bis 77 %" zu verkünden. Heute spüren auch Mediziner und Forscher in deutschen Kliniken und Labors die Wirkung dieses Naturmittels auf. Eine große deutsche Zeitschrift berichtet am 17. Juli 2008: „... es kann auch Krebs und Herzinfarkten vorbeugen".

Würde eine Pharmafirma ein solches Medikament auf den Markt bringen, wäre es eine Sensation. Ich sage Ihnen aber: diesen Wirkstoff gibt es bereits, der für unsere Gesundheit eine so immense Bedeutung hat: **das Power-Vitamin-D!**

Warum Vitamin D für Ihren Körper so wichtig ist

Vitamin D ist die Vorstufe (Provitamin) für eine Reihe von Hormonen, die entscheidend für den Knochenbau, eine gesunde Zellstruktur und ein funktionierendes Nerven- und Muskelsystem ist. Große Geschichten über Allheilmittel gibt es immer wieder. Der riesige Unterschied: Ihr Körper wandelt Vitamin D in ein hochwirksames Hormon um und macht es biologisch viel aktiver. „Wirkt unabhängig in Hunderten Geweben Ihres Körpers", so Dr. Cannel.

Über 1.000 Gene spürten die Wissenschaftler auf, die dieses Super Vitamin aktiv macht. So stärkt es die Abwehrzellen Ihres Immunsystems. Die *wie Antibiotika* in Ihrem Körper wirken und Sie gegen schädliche Bakterien wappnen. Nur viel *sanfter als harte Medizin*. Denn Sie stellen jetzt selbst die Abwehrzellen für Ihr Immunsystem her.

Wirkt wie Antibiotikum ABER frei von Nebenwirkungen!

Schockierender Vitamin-D-Mangel in Deutschland

Hoher Vitamin D -Mangel in Deutschland! Auch im Sommer!

Lesen Sie Zahlen, die Sie wachrütteln: 81 % der Männer und sogar 89 % der Frauen in Deutschland (über 4.000 Studienteilnehmer im Alter von 18 bis 79) haben einen Vitamin-D-Spiegel von weniger als 25 nmol pro Liter Blut. Ein bedenklich niedriger Wert.

Blicken Sie hinter die Kulissen: Was Vitamin D-Mangel für Krankheiten verursacht!

Die zweijährige Beobachtung von 556 Arthrose-Patienten zeigt, dass der Vitamin D-Mangel wahrscheinlich das Fortschreiten der Arthrose um das 3-fache erhöht

- Verlust an Sehkraft: Altersbedingte Makula-Degeneration (AMD) ist meist mit einem Vitamin D-Mangel verbunden

Machen Sie den Vitamin D-Schnell-Test!

Nur zwei von vielen weiteren Beispielen, wie sich Vitamin D-Mangel auswirkt. Ein Mangel, den Sie *schnell beheben* können.

Testen Sie sich selbst: Leiden auch Sie unter Vitamin D-Mangel?

Halten Sie sich nur selten im Freien auf?	☐ ja	☐ nein
Tragen Sie, wenn Sie sich in der Sonne aufhalten, immer Make-up oder Sonnencreme auf?	☐ ja	☐ nein
Leiden Sie unter Muskelschwäche?	☐ ja	☐ nein
Leiden Sie unter Schmerzen in der Schulter, im Brustkorb oder in den Beinen?	☐ ja	☐ nein

Haben Sie gelegentlich Krampfzustände?	☐ ja	☐ nein
Nehmen Sie kein Multi-Vitamin-Präparat?	☐ ja	☐ nein
Ergänzen Sie Ihre Nahrung nicht durch	☐ ja	☐ nein
Vitamin-Ergänzungspräparate?	☐ ja	☐ nein
Essen Sie ungern Pilze, Fisch oder Leber?	☐ ja	☐ nein
Sind Sie älter als 60 Jahre und meiden die Sonne?	☐ ja	☐ nein

Ihr persönliches Ergebnis: Wenn Sie 3 oder mehr Fragen mit ‚Ja' beantwortet haben, besteht für Sie ein erhöhtes Risiko für eine Mangelversorgung mit Vitamin D. Sie sollten sofort aktiv werden und Ihrem Körper Vitamin D zuführen!

Auf diese vielfältige und bedeutsame Art und Weise kann Ihnen Vitamin D helfen

- nimmt Kalzium und Phosphor im Dünndarm auf,

- fördert die Rückgewinnung von Kalzium und Phosphor aus dem Urin in der Niere,

- bildet feste Knochensubstanz durch den Einbau von Kalzium und Phosphor,

- reguliert die Hautregeneration, schützt die Hautzellen vor UV-Schäden,

- regt die Selbstzerstörung (Apoptose) von beschädigten bzw. kranken Zellen an,

- kontrolliert die Muskeltätigkeit,

- überträgt Signale über die Nervenzellen und -bahnen,
- aktiviert die Immunabwehr gegen Krankheitserreger,
- lenkt die Immunabwehr vom Angriff auf körpereigenes Gewebe ab,
- kontrolliert den Blutdruck und den Elektrolythaushalt.

Neueste wissenschaftliche Studien beweisen, dass ein aus Vitamin D erzeugtes Hormon ein entscheidendes *Werkzeug gegen Krebs* ist.

Wirkungskreis von Ritter und Tausendsassa Vitamin D ist riesengroß!

Die amerikanische John-Studie weist nach, dass allein mehr Sonne die Todesraten bei *Brustkrebs* um 75 % senken könnte. Und erst, wenn Sie sich anständig mit Vitamin D versorgen …

Doch Vitamin D kann viel mehr

Wie Sie erahnen, hat Vitamin D ein wunderbar vielfältiges Wirkungsspektrum.

Es senkt die Risikofaktoren

- bei Herz-Kreislauf-Erkrankungen
- bei Bluthochdruck
- bei Diabetes (Vitamin D-Mangel kann Diabetes verschlimmern)
- Übergewicht (je mehr Kilo Sie wiegen, desto mehr Vitamin D braucht Ihr Körper. Übergewichtige Menschen benötigen doppelt so viel Vitamin D!)

- und erhöhten Blutfettwerten.

Es schützt Sie vor Krebs, Herzinfarkt und Schlaganfall.

Das Super Vitamin hält Ihre Knochen hart und jung. (Osteoporose kommt durch einen Vitamin D-Mangel).

Was die Natur schon lange sagt, lasen Sie kürzlich im Stern:

Mehr als ein Knochenhärter

„Erst vor wenigen Wochen wurden zwei Studien veröffentlicht, denen zufolge ein niedriger Spiegel an Vitamin D das Risiko für Herz-Kreislauf-Erkrankungen erhöht. Andere Untersuchungen belegen einen Zusammenhang zwischen zu wenig Sonnenschein-Hormon im Blut und Tumoren in Brust, Prostata oder Darm."

Jörg Reichrath, leitender Oberarzt am Uniklinikum des Saarlandes: „Der Effekt beruht höchstwahrscheinlich darauf, dass das Sonnenschein-Hormon die unkontrollierte Zellteilung hemmt."

„Einen weiteren Mechanismus halten Wissenschaftler vom Deutschen Krebsforschungszentrum in Heidelberg für plausibel: Möglicherweise sei das Vitamin ein wirksamer Gegenspieler des Hormons Östrogen, das bei vielen Brustkrebspatientinnen das Tumorwachstum verstärkt."

So versorgen Sie Ihren Körper am besten mit Vitamin D

Sie werden sich sicherlich denken: Wenn ich zu wenig Vitamin D im Körper habe, warum stelle ich dann meine Ernährung nicht einfach um, gehe unter das Solarium oder kaufe mir die Brausetabletten beim Discounter? Ich werden Ihnen sagen, warum es eben nicht so einfach ist, wie es scheint. Und was Sie stattdessen tun können, um tödlich verlaufenden Krankheiten wie Krebs und Herzkrankheiten vorzubeugen und Ihre Knochengesundheit sicherzustellen.

Vitamin D aus Nahrungsmitteln

Tatsächlich ist es so, dass sehr Vitamin-D-reiche Speisen äußerst selten auf unserem Speiseplan stehen. Die meisten Lebensmittel enthalten so wenig Vitamin D, dass man beispielsweise 10 Gläser Milch pro Tag trinken müsste, um den täglichen Bedarf zu decken. Die Nahrung spielt also eine geringe Rolle für Ihre Vitamin-D-Versorgung.

Wie viel Vitamin D brauchen Sie für Ihren Körper?

Allein um einen zu niedrigen Vitamin-D-Spiegel aufrecht zu erhalten, braucht ein ca. 80 kg schwerer Erwachsener täglich mindestens 1.000 IE (Einheiten), sofern keine Vitamin-D-Bildung durch Sonnenlicht hinzukommt. Und natürlich entsprechend mehr, um einen zu niedrigen Vitamin-D-Spiegel zu erhöhen. Neuere Studien zeigen, dass der Mensch mindestens

1.000- 4.000 IE Vitamin D braucht. Professor Holick berichtet im New England Journal of Medicine, der renommierten britischen Medizin-Zeitschrift: „Erwachsene ab 50 Jahren haben einen Bedarf von bis 5.000 IE pro Tag."

Auch eine amerikanische Studie aus dem Jahr 1997 aus der sonnenarmen Region rund um Boston zeigt: Fast 45 % der Studienteilnehmer litten an Vitamin-D-Mangel. Und schon lange ist bekannt, dass Menschen, die in sonnigeren Klimabereichen leben, viel seltener an Krebs- und Organerkrankungen und auch Herzkrankheiten leiden. Aber wie an das notwendige Maß Sonnenstrahlen und damit Vitamin D gelangen, wenn es Ihnen es aus beruflichen oder anderen Gründen nicht möglich ist?

Studien decken erheblichen Vitamin D-Mangel auf

Vitamin D aus der Steckdose – Solariumsbesuch hilft nicht!

Jeden Tag lassen sich Millionen Menschen unter den Solarien der Welt „braten". Leiden diese Menschen nun alle nicht unter einem Vitamin-D-Mangel? Ich muss Sie enttäuschen:

Genauso wie alle anderen auch! Denn das in Sonnenstudios verwendete UVA Licht führt nicht zur Vitamin D Bildung in der Haut. Denn für die Vitamin D-Synthese ist der Körper auf UV-B-Licht angewiesen.

Solariumsbesuch hilft nicht!

Warum Vitamin D auch im Sommer wichtig ist!

Viele Menschen setzen auch im Sommer Ihre Haut nicht regelmäßig und wohldosiert der Sonne aus, um Vitamin D zu bilden. Experten empfehlen etwa 2.500 bis 5.000 Einheiten im Spätherbst, Winter und frühen Frühling. Dann die Menge den Rest der Zeit je nach Sonneneinstrahlung variieren!

Vitamin-D-Nahrungsergänzungspräparate

1. Synthetische Vitamin D -Produkte

Vorsicht! Vitamin-D-Schwindler aus dem Chemiebomber-Labor giftig!

Handelsübliches Vitamin D ist synthetisch hergestellt oder wird aus Schafswollfett gewonnen, das oft mit Chemikalien belastet ist. Daher ist die Aussage, Vitamin D ist giftig, die man oft hört, durchaus berechtigt. Allerdings trifft das ausschließlich auf das synthetisch hergestellte Vitamin D zu. Die Angst vor der Toxizität des Vitamin D führt auch immer wieder dazu, dass Mediziner und Ärzte zu einer sehr viel geringeren Tagesmenge raten, als eigentlich für den Menschen notwendig. Und das – leider – aus reiner Unwissenheit.

2. Natürliche, nicht-toxische Vitamin D-Produkte

Aber Vitamin D wäre nicht das hochgepriesene Krebsvitamin, wenn es nicht noch die **natürlich gewonnene Form** gäbe. Dieses Vitamin, nämlich Vitamin D, entsteht ausschließlich im Pflanzenbereich und bleibt damit im natürlichen Verbund, was für die Verträglichkeit und optimale Aufnahme im Körper von entscheidender Bedeutung ist. Die Methode der natürlichen Gewinnung wurde im Jahr 1927 von dem Chemiker Adolf Windaus entdeckt.

Diese Methode basiert darauf, aus Ergosterin, das beispielsweise in der Zellmembran von Hefe vorkommt, durch UV-B-Strahlung in Vitamin D umzuwandeln. Vereinfacht gesagt, entsteht aus dem Naturstoff „Hefe" der Naturstoff „Vitamin D". Und das ganz ohne den Zusatz chemischer Stoffe, die anschließend bei der Aufnahme in den menschlichen Körper gelangen können.

Vitamin D gleicht dann einem Eisberg!

Der versteckt seine Größe unsichtbar. Jetzt heben Sie die unsichtbaren Schätze von Vitamin D. Wissenschaftler und Forscher berichten begeistert von Schutz bei

- Immunschwäche
- Grippe
- Tuberkulose
- Arthrose
- Knochenbrüche
- Stürze
- Psoriasis
- Multiple Sklerose
- Arthritis
- Rheuma
- Nierenkrankheiten
- Diabetes
- Übergewicht

- Herzinfarkt
- Hoher Blutdruck
- Chronische Schmerzen
- Fibromyalgie
- Brustkrebs
- Darmkrebs
- Prostata-Krebs
- Eierstock-Krebs
- Lungenkrebs
- Hautkrebs
- Zähne und Knochen

Eben kommt die Nachricht:

Zu niedriger Vitamin D-Spiegel steigert das Sterbe-Risiko Andersrum gesagt: Mit dem gesunden Vitamin D-Spiegel im Blut leben Sie länger!

Bei Frauen mit wenig Vitamin D im Blut erhöht das Todesrisiko um 150 %. So die neue Studie der Nutrition Research.

Die Wake Forest Universität stellt in einer Studie den Zusammenhang zwischen Vitamin D und Überlebensrisiko fest.

Bild meint:

Vitamin D – ein effektiver Schutz vor Krebs

„Neueste Studien bei Brust-, Darm- und Prostatakrebs zeigen, dass ein ausreichend hoher Vitamin-D-Spiegel im Blut eine gute Schutzwirkung vor

Krebs aufweist; bei Darmkrebs führt Vitamin D sogar zu einer Risikominderung von 50 Prozent."

Stern informiert:

Neue Daten zeigen, wie Vitamin D auch Krebs und Herzinfarkten vorbeugt.

„Studien aus Österreich und Kanada berichten, dass ein zu niedriger Vitamin D-Spiegel das Risiko für Herz-Kreislauf-Erkrankungen speichert.

Focus berichtet

Vitamin D: Unterschätzter Schutzschild

Bislang galt Vitamin D vor allem als Knochenstärker. Studien zeigen jetzt, dass der Stoff viel mehr Potenzial hat – als mächtiger Schutzschild gegen Krebs, Diabetes und Herzinfarkt.

Cedric F. Garland und seine Forscher von der Universität San Diego begeistern sich, dass **Vitamin D der „Ritter mit der Schutzrüstung" gegen viele Formen von Krebs sei.**

„Es gibt keinen besseren Wirkstoff gegen Krebs als aktiviertes Vitamin D. Ich meine, es tut alles, was Sie möchten", sagt auch Dr. Cannell vom gemeinnützigen Vitamin D-Council.

81 % der Männer und 89 % der Frauen mangelt es an Vitamin D

Das beweist eine Studie mit 4000 Teilnehmern zwischen 18 bis 79 Jahren. 87 % der Frauen und Männer in Großbritannien leiden unter Vitamin D-Mangel in Herbst und Winter.

93 % Menschen, die über Muskel- und Knochenschmerzen klagen, weisen einen Mangel an Vitamin D auf. So Dr. Plotnikoff in seiner Studie mit 150 Teilnehmern.

Ältere Menschen trifft das mangelnde Vitamin D im Körper heftiger als jüngere. Im Alter verliert die Haut die Fähigkeit selbst Vitamin D herzustellen. Tägliche Vitamin D Zufuhr ist lebenswichtig.

Sichern Sie sich jetzt mehr Lebens-Qualität:

Vitamin D trägt auch zu guter Laune bei und beschert Ihnen mehr Lebens-Freude. Und Vitamin D macht auch Ihr Immunsystem kugelsicher.

Geheimnis Nr. 5: Nur das komplette Vitamin E mit maximalem Effekt setzt 7 magische Gesundheits-Kräfte frei!

Krebs ... Herz ... Cholesterin ... Blutdruck ... Prostata ...Gehirn ... Immunsystem ... Gelenke ... Haut ... Haare ... Schönheit ...

Die schockierende Wahrheit über diesen medizinischen Irrtum kann Ihr Leben retten!

Komplettes Vitamin E mit den natürlichen 8 Vitamin-E-Varianten ist ein wahres Wunder und handelsüblichem Vitamin E (nur alpha-Tocopherol, oft synthetisch hergestellt) vielfach überlegen. Doch Ärzte empfehlen oder verschreiben immer noch „Vitamin E 400", obwohl isoliertes alpha-Tocopherol in hoher Dosierung schädlich sein kann.

Das falsche Vitamin E kann verhängnisvoll sein.

Plagt Sie die Angst vor Brust- oder Prostatakrebs? Das falsche Vitamin E kann verhängnisvoll sein.

Das gilt auch, wenn Sie sich vor Schlaganfällen schützen wollen. Wenn Sie über hohes Cholesterin klagen. Auch wenn Sie sich um Ihr Herz, Hirn und Ihr Immunsystem sorgen. Oder wenn Sie auf jugendliche Haut achten.

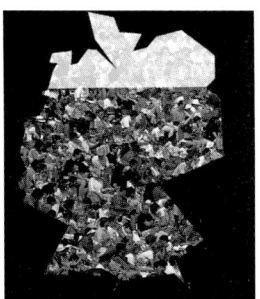

Das angesehene Robert-Koch-Institut warnt!

Der Körper kann Vitamin E nicht selbst herstellen. 60 % bis 70 % der deutschen Bürger leiden unter Vitamin E-Mangel.

Mangelerscheinungen erkennen ohne Arzt

Mangelerscheinungen zeigen sich, wie

- trockene, faltige Haut
- Konzentrationsstörungen
- Leistungsschwäche
- Müdigkeit
- Reizbarkeit
- schlecht heilende Wunden
- Schmerzen mit Arteriosklerose

Atmen Sie auf!
Mangel an Vitamin E steigert das Asthma-Risiko.

Zeitschriften wie Focus berichten Erstaunliches über Vitamin E. Schottische Forscher untersuchten über 1.250 Mütter. Die Wissenschaftler der Universität Aberdeen beweisen in der Studie, dass mit zu niedrigem Vitamin E-Spiegel die Atembeschwerden steigen.

Das trifft schon ungeborene Kinder. **Stimmt die Menge an Vitamin E im Blut, wappnen sich Mütter und Kinder gegen allergische Atemwegsentzündungen und gegen Asthma.**

So schnell bekommen Sie einen Vitamin E-Mangel

Schon durch ein Glas Leitungswasser mit Chlor am Tag kommt es zu niedrigem Vitamin E-Spiegel im Blut. Gerade als Mensch mit einer Herz-Kreislauf-Gefährdung brauchen Sie **komplettes Vitamin E mit allen 4 Tocopherolen** (Vitamin-E-Formen) **und allen 4 Tocotrienolen** (ebenfalls Vitamin-E-Formen).

Das beste komplette Vitamin E wird aus dem Öl der essbaren Früchte der Palme Elaeis Guineensis (Ölpalme) gewonnen. Nur komplettes Vitamin E aus Palmfrüchten bringt Ihnen den echten Nutzen, da diese Verbindungen am besten im Team wirken.

Das „Märchen vom natürlichen Vitamin E"

Das meiste Vitamin E ist gar kein Vitamin E. Obwohl es auf der Packung draufsteht, steckt nur ein einziges Teil von 8 Vitaminen drin. Nur ein meist künstliches Teil von allen 8 Tocotrienolen und Tocopherolen, die natürliches Vitamin E erst komplett machen.

Weiß das Ihr Arzt?

Doch Ärzte empfehlen oder verschreiben immer noch das künstlich erzeugte „Vitamin E 400" mit nur einem künstlich isolierten Tocopherol. Das ist billig herzustellen. Oft chemisch erzeugt aus Erdöl. Und kann in hohen Dosen sogar schädigen.

Achten Sie auf komplettes Vitamin E! Mit den magischen Gesundheits-Kräften der Tocotrienole!

Unwissenheit und Ignoranz unter Ärzten hartnäckig!

Große Mengen von nur alpha-Tocopherol zerstören das Gleichgewicht. Die gesunden fettlöslichen Antioxidantien, wie zum Beispiel das Gamma-Tocopherol, entfalten dann nicht mehr ihre wichtigen Wirkungen.

Warum hilft das eine Vitamin E nicht und das andere wirkt wahre Wunder?

Künstliches Vitamin E schädigt

Das stört das natürliche Gleichgewicht des antioxidativen Systems. Und verursacht so Schäden. Die Gegner der reinen Natur-Mittel schießen sich auf dieses künstliche Vitamin E ein. Und verteufeln so auch die ganzheitlichen Vitamine aus der Apotheke der Natur.

Vitamin E aus Nahrung kann Sie dick und fett machen

Sie finden Vitamin E in einigen Nahrungsmitteln. Die meisten stecken voller Fett und Kalorien.

Natürliches Vitamin E von Fett umhüllt – fettfreies Vitamin E isoliert!

Um Sie mit der notwendigen Menge Vitamin E zu versorgen, müssten Sie täglich fast 2 Pfund Erdnüsse essen. Oder einen halben Liter Sonnenblumen-Öl trinken. Erstens schaffen Sie das kaum. Zweitens essen Sie dann täglich über 7.000 Kalorien.

Der einzig wahre Lieferant von komplettem Vitamin E: Rotes Palmöl aus Palmfrüchten

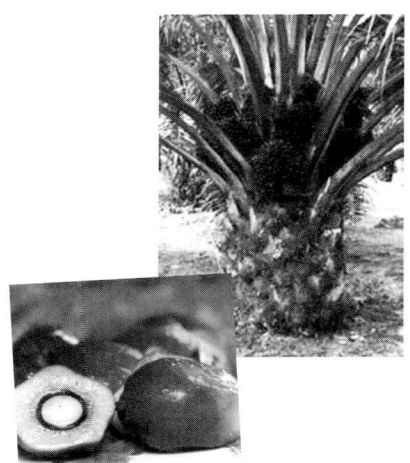

Palmfrüchte liefern das gesunde komplette Vitamin E. Nur die reifen Früchte der Ölpalme „Elaeis guineensis" bergen das wertvolle Öl mit allen 4 Tocopherolen und allen 4 Tocotrienolen.

Es ist wichtig, das es rotes Palmöl aus dem Fruchtfleisch ist (nicht mit Palmkernöl verwechseln). Denn Palmkernöl ist zwar ein gesundes Brat- und Backfett, solange es nicht raffiniert ist, enthält jedoch kein Vitamin E.

Achten Sie daher unbedingt beim Kauf von Palmöl oder Palmfruchtextrakten darauf, dass es die typische orange-rote Farbe aufweist. Der einzig wahre Lieferant von komplettem Vitamin E ist rotes Palmöl aus Palmfrüchten. 1.000 Kilo Palmfrucht-Öl ergeben nur 600 Gramm Tocotrienole.

Palmfrucht-Öl grösster Vitamin E-Speicher

Auf die Tocotrienole kommt es an!

Man unterscheidet grundsätzlich zwei verschiedene Formen von Vitamin E: Tocotrienole und Tocopherole.

Auf die
Tocotrienole
kommt es an!

Im Vergleich dieser beiden Vitamin E-Formen entfesseln Tocotrienole die weitaus größeren und enorm viele zusätzliche Gesundheits-Kräfte mit antioxidativer Kraft. Die Wirksamkeit belegen zahlreiche Studien.

3 Quellen, nur 1 Sieger

Meist stammen Tocotrienole aus

- Annatto, dem Samen des Samen
  des Orleansbaumes
- Reiskeim-Öl
- Palmfrucht-Öl

Palm-Öl – der Vitamin E-Sieger

Natives rotes Palmöl hingegen ist ein Gesundbrunnen voller Antioxidantien. **Nur der komplette Palmfrucht-Komplex aus 4 Tocotrienolen und 4 Tocopherolen bringt die gewaltigen Gesundheits-Vorteile.**

Es ist DIE Quelle für Vitamin E. Außerdem enthält das Öl 50-mal so viel Betakarotin wie Tomaten (daher die rote Farbe) und 10-mal so viel wie Karotten. Daneben ist es eine Quelle für das Co-Enzym Q10 und für wertvolle Fettsäuren.

Studie um Studie belegt die 7-fache Überlegenheit von komplettem Vitamin E

Vor allem die unvergleichliche Wirksamkeit für Ihre Herz-Kreislauf-Gesundheit. Diese kraftvollen Vitamin-E-Formen vermindern den LDL-Cholesterin-Spiegel, der Gefäßverkalkung und Herzkranzgefäßverengung fördert.

Tauschen Sie harte Schmerzmittel gegen natürliches Vitamin E ein!

7 Gründe, die für Vitamin E sprechen.

1. Herz-Kreislauf und Blutdruck

2. Cholesterin und Diabetesschutz

3. Anti-Krebs

4. Antioxidantien

5. Immunsystem

6. Hirn und gegen Altern

7. Haut- und Haarschutz

Achtung: Isoliertes oder künstliches Vitamin E (als alpha-Tocopherol), wie es handelsüblich auch in hohen Dosen angeboten wird, ist auf Dauer schädlich. Die Wahl des falschen Vitamin E-Präparats kann fatal für Ihre Gesundheit sein. Denn in hohen Dosierungen kann es Störungen der Verdauungsorgane, der Schilddrüsenhormone und Störungen der Blutgerinnung hervorrufen!

Bei dem Vitamin E, das Sie in Ihrer Apotheke oder dem Drogeriemarkt kaufen, handelt es sich meistens nur um isoliertes alpha-Tocopherol. Dies ist in Wirklichkeit gar kein Vitamin E, sondern nur ein Teil von 8 ähnlichen, aber dennoch verschiedenen Vitameren, die man in Vitamin E-reichen Lebensmitteln findet.

Alpha-Tocotrienol aus Palmfrüchten ist viel stärker als das reguläre alpha-Tocopherol – es wirkt 1.000

Mal potenter! Deshalb gibt es ein KOMPLETTES Vitamin E. **Versorgen Sie Ihren Körper mit komplettem Vitamin E – wie es die Natur vorgesehen hat.** So sind Sie zu 100 % auf der sicheren Seite. Und Ihr Körper wird es Ihnen danken.

Wie viel wertvolles Vitamin E nimmt Ihr Körper auf?

Pillen und Tabletten schlucken Sie. Die Wirkstoffe werden im Magen und im Darm freigesetzt. Und kommen wie gefiltert in die Blutbahn. Dieser Weg verschlechtert die Aufnahme. Denn die Verarbeitung über den Magen und Darm mindert die Übergabe ins Blut.

Um das fettlösliche Vitamin E gut aufnehmen zu können, muss es zu einer Mahlzeit genommen werden und die Bauchspeicheldrüse muss gut funktionieren. Sonst landet das wertvolle Vitamin E ganz oder zum Teil im Klo.

Gerade ältere Menschen nehmen fettlösliche Vitamine oft nur in erschreckend geringem Umfang auf.

Eine neue, **patentierte SupraBio® Formel zwingt komplettes Vitamin E direkt ins Blut.**

So kommt das wertvolle Geschenk von Mutter Natur dorthin, wo Sie's brauchen. In Ihren Körper.

SupraBio® zwingt Vitamin E direkt ins Blut. Mit 300 % besserer Verwertung im Blut. Das garantiert die höchste Bioverfügbarkeit der Welt.

Sie schlucken die Kapsel wie gewohnt. Aber das wahre Vitamin E dringt direkt in Ihr Blut.

Das zwingt mehr Tocotrienole und Tocophero-le in die Blutbahn. Bis 300 % mehr! So kommen die wertvollen Stoffe schneller in die Blutbahn und ins Lymphsystem. Und entfesseln Ihre Gesundheit.

Sogar, wenn Ihre Bauspeicheldrüse streikt oder Sie die Kapsel zwischen zwei Mahlzeiten nehmen!

Hier kommt die Bedeutung des **maximalen Effekts ins Spiel, er zwingt Vitamin E direkt ins Blut.**

Das zwingt mehr Tocotrienole und Tocophero-le in die Blutbahn. Bis 300 % mehr! So kommen die wertvollen Stoffe schneller in die Blutbahn und ins Lymphsystem. Und entfesseln Ihre Gesundheit.

Was komplettes Vitamin E sonst noch kann ...

- Ihr Immunsystem in Schwung halten. Das Wich-tigste überhaupt für Ihren Zellschutz in unserer toxischen Umwelt!

- Ihre Cholesterinwerte senken und Sie damit vor einer Arterienverkalkung schützen!

- Den Erhalt der gesunden Netzhaut-Macula (Gel-ber Fleck = Teil der menschlichen Netzhaut mit der größten Dichte an Sehzellen) unterstützen.

- Den gesteigerten Vitamin E-Bedarf von schwan-geren Frauen sichern.

- Bei Rauchern die Gesundheitsvorteile Vitamin E-reicher Ernährung fördern.

- Ihre Haut verschönern und das Haarwachstum fördern (wie durch japanische Studien bestätigt wurde).

Tocotrienole: Verbannen Sie Ihre Sorgen vor Krebs, Schlaganfall oder schwachem Immunsystem

Setzen Sie mit KOMPLETTEM Vitamin E magi-sche Gesundheits-kräfte frei!

Raucher brauchen
besonders viel
Vitamin E!

Die Amerikanische Schlaganfall-Gesellschaft ist begeistert über den Schutz des Gehirns.

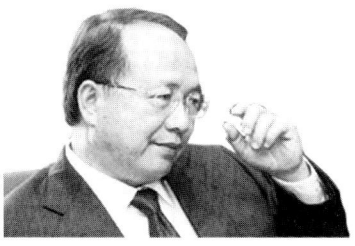

Minister Tan Sri Bernard Dompak

„Ich unterstütze alle internationalen Wissenschaftler, welche die medizinischen Potenziale der Palmöl-Tocotrienole erkennen. Die damit Krankheiten wie Herzanfälle, Krebs und Schlaganfälle verhindern und behandeln."

Eine Doppelblindstudie lässt im Kampf gegen Alzheimer hoffen. Die Forschung mit 341 Alzheimer-Kranken ergab, dass Teilnehmer mit komplettem Vitamin E die Demenz abbauten.

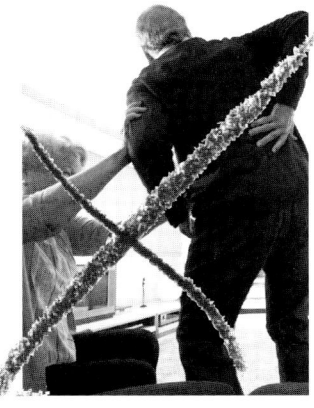

Sagen Sie Gelenkschmerzen adé: Wie es Ihnen jetzt laufend besser geht!

Vitamin E befreit
Sie von schmer-
zenden Gelenken!

Natur statt harte Schmerzmittel!

Studien zeigen, wie hilfreich sich komplettes Vitamin E auswirkt. Verzichten Sie jetzt bei Gelenkschmerzen auf Chemie-Bomber. Selbst bei Arthrose. Schnell greift ein Arzt zum Rezeptblock und verschreibt Ihnen starke Schmerzmittel.

Komplettes Vitamin E bewegt die Natur. Von innen lindert es die Schmerzen. Sie bewegen sich befreit und die Schmerzen verschwinden.

Auch bei Gelenk-Stress hilft Ihnen komplettes Vitamin E. Ja, auch seelische Belastungen können sich in schmerzenden Gelenken zeigen. Schmerzen und Schwellungen der Gelenke, Morgensteifigkeit und Griffstärke der Hände bessern sich eindeutig, wenn Sie längere Zeit natürliches Vitamin E einnehmen.

Achten Sie drauf, dass Sie den ganzheitlichen Tocotrienol- und Tocopherol-Komplex Ihren schmerzenden Gelenken zuführen.

Machen Sie den Sofort-Test

Sofort-Test: Fehlt Ihnen Vitamin E?

Nehmen Sie sich 5 Minuten Zeit.
Beantworten Sie diese 10 Fragen ehrlich.

1. Sind Sie schnell erschöpft?	☐ ja	☐ nein
2. Fühlen Sie öfter kalte Hände oder Füße?	☐ ja	☐ nein
3. Merken Sie, dass Ihre Haut schlaffer als früher ist?	☐ ja	☐ nein
4. Sehen Sie auf Ihrer Haut braune „Altersflecken"?	☐ ja	☐ nein
5. Zählen Sie über 50 Jahre?	☐ ja	☐ nein
6. Leiden Sie immer wieder unter Wadenkrämpfen?	☐ ja	☐ nein
7. Spüren Sie vermehrt Muskelkater?	☐ ja	☐ nein
8. Nehmen Sie oft Abführmittel?	☐ ja	☐ nein
9. Rauchen Sie?	☐ ja	☐ nein
10. Sorgen Sie sich wegen Brust- oder Prostata-Krebs?	☐ ja	☐ nein

Auswertung: Kreuzen Sie 1-mal oder mehr „Ja" an? Das deutet auf einen zu niedrigen Vitamin E-Spiegel in Ihrem Körper hin. Füllen Sie das Vitamin E in Ihrem Körper wieder auf. Am sichersten täglich mit 66,3 mg komplettem Vitamin E.

Dieser Sofort-Test ersetzt nicht den Besuch beim Arzt Ihres Vertrauens.

Bluthochdruck? Nein danke!

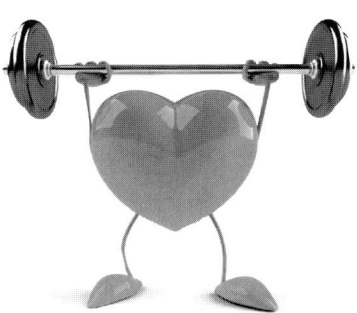

Herz-Kreislauf und Blutdruck: Vitamin E schützt vor Herz-Kreislauf-Erkrankungen und sorgt für einen gesunden Blutdruck. So die Studien von WSS in JAMA.

Vitamin E schützt vor Herz-Kreislauf-Erkrankungen

Mit zunehmendem Alter steigt der Blutdruck. Ursachen dafür gibt es viele: Cholesterin, Arterienverkalkung, verringertes erhöhter LDL-Spiegel und Blutverklumpung.

Tocotrienole aus Palmfrucht-Öl haben was gegen diese Ursachen. Studien berichten über erfreuliche Ergebnisse, wie Newaz, Ma et al (1999), Khor HT, et al. (1999) Kaku S, Yunoki S, et al. (1999) und weitere mehr.

Gegen Cholesterin! Vitamin E und das gute Cholesterin siegt über das böse!

- senkt böses LDL
- stärkt gutes HDL
- mindert Triglyizeride
- bringt Ihr Cholesterin ins Gleichgewicht

Die Gefahr kommt leise. Höhere Cholesterinwerte tun nicht weh. Doch wirken sie sich schmerzlich aus. Cholesterine sind Blutfette. Diese oxidieren und lagern sich nach und nach in Ihren Adern ab.

Als Folge verstopfen Ihre Adern. Hemmen so die Versorgung wichtiger Organe, wie Herz, Lunge, Gehirn und Beine. Cholesterin ist lebenswichtig. Aber nur in der richtigen Menge.

HDL ist das gute Cholesterin. LDL stellt das böse Cholesterin dar.

LDL transportiert das Cholesterin von der Leber in Herz, Hirn und weitere Lebensorgane.

Stellt der Körper zu viel LDL-Cholesterin her, bleibt es oxidiert in den Blutgefäßen stecken oder liegen. Ihre Adern verengen, verkalken.

Vitamin E macht aus LDL-Monstern „zahmes" HDL

Das gute HDL hingegen schleppt zu vieles böses Cholesterin aus dem Blut in die Leber. Diese tauscht es in Galle um. Diesen Saft scheiden Sie über den Darm aus. Gefahr vorbei!

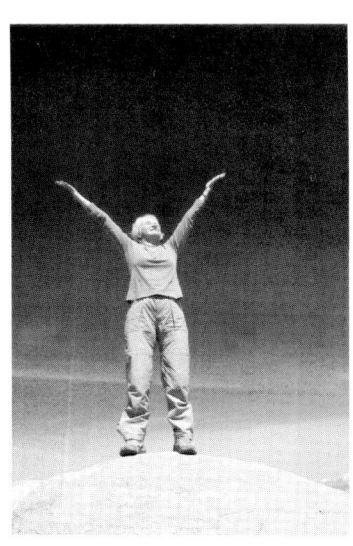

So halten Sie Cholesterin im Gleich-gewicht

Die Tocotrienole aus Palmfrucht-Öl sorgen für die Balance:

• hemmen die Cholesterin-Oxidation und die überschüssige Cholesterin-Produktion in der Leber.

• senken dadurch den das gefährlichen LDL-Cholesterin im Blut.

• unterdrücken das Verklumpen von Blutplättchen, der Vorstufe der Thrombose.

Zahlreiche medizinische Forschungsergebnisse untermauern das. Studien von Peter K., Böhme M. Thromb. Vasc. Biol. (1997). Professor Leitzmann von der Universität Gießen betont in seinem Buch extra die Erfolge mit Tocotrienolen. Wie diese hilfreich bei der Einstellung des Cholesterins wirken.

Wird diese Palme zur Sieger-Palme gegen Krebs?

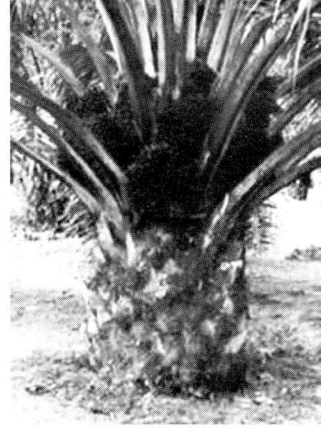

Von jeher gilt die Palme als Symbol für Siege und Jugend.

Bei den alten Ägyptern zeigt sich die Göttin der ewigen Jugend mit dem Palmzweig über dem Kopf. Seit der griechischen Antike und dem alten Rom signalisiert die Palme den Sieg. Bei den ersten Olympischen Spielen krönten Palmen die Häupter der Sieger.

Heute bekommt dieses Symbol der Jugend und Kraft weitere Bedeutung:

Triumph über den Krebs

Mittlerweile erforschen sechs Institute und Universitäten unabhängig von einander die Kraft der Tocotrienole aus Palmen.

Das spiegelt sich in vielen Ergebnissen wider:

Triumph über den Krebs

- Hat was gegen Killerzellen (Ashfaq MK, et al)

- Tumor-Stopp und Palmfrucht-Öl (Devi S. Sundram K. et al)

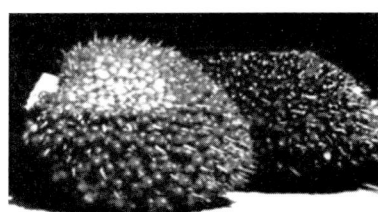

- Anhalten des Tumors (Elson, C et al)

Dies sind nur 3 von vielen weiteren Studien, welche Kraft die Tocotrienole aus Palmfrucht-Öl enthüllen.

Gegen Lungenkrebs

Lungenkrebs trifft nicht nur *Männer*. Zwar leiden mehr Männer als Frauen an Lungenkrebs doch mehr und mehr Menschen kämpfen mit diesem Übel.

Steht die Revolution im Kampf gegen Lungenkrebs bevor? Siegen die Tocotrienole auch hier?

Neueste Forschung mit Tocotrienolen elektrisieren die Fachwelt. Die Studie aus Malaysia reißt Naturmediziner zu Beifallsstürmen hin (Wan Ngah WZ, et al.).

Kommt hier der Sieg über den Prostata-Krebs?

Über 30.000 Männer erkranken jährlich neu an Prostata-Krebs. Das ist damit eine der häufigsten Krebserkrankungen in Deutschland.

Professor Yu Zang aus den USA erforscht, wie Toocotrienole und Tocopherole die männlichen Geschlechtshormone gegen Krebs versiegeln. (Ausführlich im Fachdienst PNAS Bd. 99. Das J Natl Cancer Institute kontrollierte 1999 29.133 Raucher.)

– Mit Vitamin E täglich hatten 32 % weniger Prostata-Krebs

– 39.910 Ärzte berichten bei Vitamin E von 56 % weniger Prostata-Krebs (Am J Epidemiol 2000;152 Canc Epidemiol Biom.Prev 1999;8)

Eine langlaufende Studie mit 240 Frauen beschert Erfolge. Die stellen die Ansichten der Schulmedizin auf den Kopf.

Studien belegen den Erfolg gegen Krebs!

Rein natürlich und pflanzlich Vitamin E-Komplex hemmt das Wachstum von Prostata-Krebs. Rein natürlich und pflanzlich.

Wissenschaftler untersuchten das Blut von über 10.500 Männern. Über das Ergebnis staunen Ärzte und Wissenschaftler:

22 % der Männer hatten den höchsten Vitamin E-Spiegel. Und dadurch ein 5-fach niedriges Risiko an Prostata-Krebs zu erkranken als die Männer mit niedrigem Vitamin E im Blut.

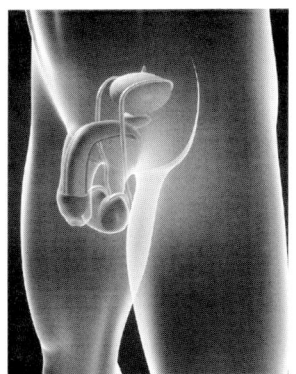

Kommt hier der Sieg über den Brustkrebs?

28 Prozent aller Krebserkrankungen bei Frauen entfallen auf Brustkrebs.

Eine lang laufende Studie mit 240 Frauen beschert Erfolge. Die stellen die Ansichten der Schulmedizin auf den Kopf.

240 Teilnehmerinnen 5 Jahre Laufzeit.

• 120 Frauen erhielten das Medikament Tamoxifen.

• 120 Frauen nahmen Tamoxifen + Tocotrienole

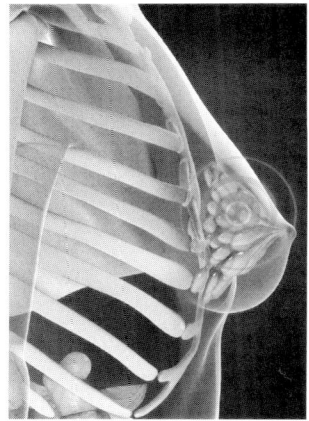

Gamma-Tocotrienol hemmt das Wachstum von kultivierten Brustkrebszellen 300 % stärker als Tamoxifen. Rein natürlich und pflanzlich.

Die Frauen mit Tocotrienole hatten eine deutlich höhere Überlebensrate und 33 % weniger Rückfall bei Brustkrebs. Wahres Vitamin E mit kompletten 8 Tocotrienolen und Tocopherolen steigert den Schutz vor Brustkrebs enorm.

Weitere Studien ergänzen diese Sensation in der Krebs-Forschung

Vitamin E mit kompletten Tocotrienolen und Tocopherolen treiben treibt Krebszellen zur Selbstvernichtung (Kline K, Yuw, Sander BG, et al.)

Antioxidantien

Komplettes Vitamin E schützt Ihre Zellen vor Entzündungen im Körper durch seine starke antioxidative Wirkung (40 bis 60-fach stärker als handelsübliches Vitamin E, alpha-Tocopherol). Und repariert Verletzungen durch Freie Radikale.

Wehren Sie sich beim Terror-Angriff durch Freie Radikale

Vitamin E ist auch Ihre Rüstung als Immunschutz.

Freie Radikale gelten als die Terroristen im menschlichen Stoffwechsel. Täglich bombardieren Sie unzählige Gifte. Aus der Luft. Umweltdreck aus Schornsteinen und Auspuffen tragen dazu bei. Falsche Nahrung gibt Ihnen den Rest.

Freien Radikalen fehlt ein Elektron. Daher greifen Sie andere Moleküle an, um dieses zu rauben. Dadurch entsteht ein neuer freier Radikaler. Und so weiter. Und so fort.

Freie Radikale schädigen den Stoffwechsel. Sie verderben Zellmembranen. Kurzum: Sie schwächen Ihr Immunsystem. Die Studie von Packer L. et al., J. Nutr. 131 (2001) lässt hoffen. Hier zeigt sich, dass Tocotrienole die freien Radikalen jagen und diese Gewebeverletzungen verhindern.

Freie Radikale-Terroristen mit dem Vitamin E-Schutztrupp abwehren!

Ein geschwächtes Immunsystem öffnet Tür und Tor sperrangelweit für Viren, Krankheitserreger, und, und, und! Beschädigte Zellen arbeiten eingeschränkt. Erzeugen Lipide. Die produzieren wieder LDL-Cholesterin.

Hilfe kommt durch die Blut-Gehirn-Schranke

Forscher stellten bei Menschen mit Alzheimer einen zu niedrigen Vitamin E-Spiegel fest.

Tocotrienole schützen Gehirnzellen. Genau jene Zellen, die durch Schlaganfälle und Alzheimer absterben. Nur die natürlichen Elemente Tocotrienole durchdringen die Blut-Gehirn-Schranke und transportieren so den Schutz direkt ins Gehirn.

Durchschlagender Erfolg bis in die grauen Zellen!

92 % der Teilnehmer bekommen mehr Blut ins Gehirn

3 Jahre dauerte die Studie der Kenneth Jordan Heart Foundation. Sie zeigte, dass sich bei 92 % aller Teilnehmer die Blockade der Halsschlagader löste.

Durch den Engpass Halsschlagader strömt wieder genug frisches Blut. Das versorgt das Gehirn mit lebenswichtigem Sauerstoff und Nährstoffen. Bannt so die Gefahr, dass Sie einen Schlaganfall erleiden.

Vitamin E stärkt Ihre Gehirnfunktion!

Ausschlaggebend sind die Tocotrienole aus dem Palmfrucht-Öl.

Haut- und Haarschutz

Vitamin E **hält Ihre Haut jung und elastisch.** Es wird schnell von den unteren Hautschichten aufgenommen, sogar Hautkrebs und Melanome scheinen mit den im Vitamin E enthaltenen Tocotrienolen gehemmt zu werden. Repariert Sonnenbrand und Sonnenschäden. Wehrt sogar Schäden am Herzgewebe ab (Studie Dr. Cheng HM, et al).

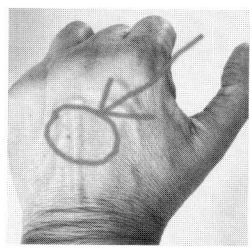

**Alarm aus Ihrem Innern!
Stoppen Sie die Altersflecken in Ihrem Körper**

Alarm aus Ihrem Innern! Stoppen Sie die Altersflecken in Ihrem Körper!)

Stören Sie Altersflecken? Auf Ihrer Haut sehen Sie diese dunklen Störenfriede.

Doch kennen Sie alle Altersflecken in Ihrem Körper?

Die Flecken auf Ihrer Haut entdecken Sie sofort. Schauen Sie sich in aller Ruhe im Spiegel an.

„Ach, das sind nur Schönheits-Flecken!" Doch das trifft nur die Oberfläche. Wie die Spitze des Eisbergs. Doch erforschen Sie die Schichten tiefer.

Altersflecken = Müll!

„Altersflecken" finden Sie tief in Ihrem Körper. Lipofuszine heißen diese Flecken korrekt. Sie entstehen als Müll Ihrer Verdauung. Und zeigen den Verschleiß im menschlichen Körper, wie in

* Augen
* Herz
* Leber
* Nebennieren
* Nerven
* Niere
* Muskeln
* und auf Ihrer Haut.

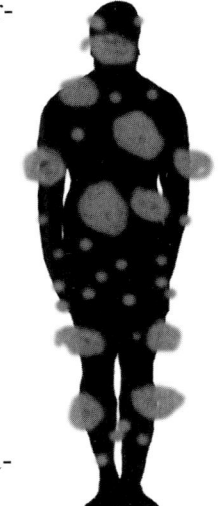

Bei Alzheimer, Parkinson und Muskelschwäche explodieren die Altersflecken im Körper.

Weg mit dem Müll!

Altersflecken sind ALARM-Zeichen aus dem Inneren

Setzen Sie die Faustregel „Je älter, desto mehr Altersflecken" außer Kraft.

Erstens tut es Ihrem Aussehen gut. Und innen für Ihre Gesundheit.

Stoppen Sie mit den starken Antioxidantien aus kompletten Vitamin E diesen Abfall Ihres Stoffwechsels.

Die kompletten Tocotrienole und Tocopherole erweisen sich hier wieder als Schlüssel für Ihre Gesundheit.

Wahre Schönheit kommt von innen – mit der Gesundheit!

Wahre Schönheit außen kommt von innen. Gesundheit auch!

In Augen und Haut spiegelt sich Ihre Gesundheit. Stumpfe Haut, matte Augen signalisieren: Hier stimmt etwas nicht.

Haare wachsen wieder. Amtlich bestätigt mit Urkunde und Siegel: US Patent Nr. 7211274

Professor Yuen von der Universität Malaysia überrascht die Wissenschaft. Die Studie über Haarwachstum mit Vitamin E verblüfft. Bei 40 % der Teilnehmer zeigt sich 50 % mehr Haarwachstum. Und selbst das schwächste Ergebnis bei 5 % aller Teilnehmer ergab noch 10 % neue Haare, die wachsen. Ein Mensch mit vollem Haar wirkt immer vitaler und jünger.

Stellen Sie sich vor, Sie sehen zwei Menschen. Die erste Person wirkt frisch und munter. Klare Augen strahlen Sie an. Alles wirkt frisch. Selbst wenn Ihr Gegenüber 55, 66 oder 77 ist. Der andere Mensch wirkt müde und eingefallen. Die Augen trüb. Die Haut fleckig und wellig.

Welche Person sieht gesund aus? Bestimmt sagen Sie: Die 1. mit den strahlenden Augen und der straffen Haut.

Vitamin E mit dem ganzen Komplex aus 8 Tocotrienolen und Tocopherolen sorgt, dass Sie wie die Nummer 1 aussehen. Schon bei der Haut. Hier wehren Sie freie Radikale ab, die durch Umweltgifte und UV-Strahlen auf Sie einprasseln.

Meist finden Sie in Kosmetik- und Pflege-Produkten künstliche und chemische alpha-Tocopherole. Dermatologe Dr. Nicholas Perricone schreibt in seinem Aufsehen erregenden Buch: „Erst die Tocotrienole veredeln Vitamin E zum Hochleistungs-Vitamin E".

Mit allen 8 Tocotrienolen und Tocopherolen im ganzheitlichen Vitamin E tun geben Sie Ihrer Haut das Beste. Sie pflegen sanft von innen! So gelangt Schönheit von innen nach außen. Sie sehen das auf den ersten Blick!

Viele Kosmetika mit unvollständigem Vitamin E sind teuer aber nutzlos!

Sie sehen es jetzt beim Blick in den Spiegel

Als Mann freuen Sie sich, wenn Sie kraftvoll und Energie geladen aussehen. Wenn Ihr Gegenüber beim nächsten Treffen stutzt und verblüfft sagt: „Du siehst aber heute jung aus." ... schmunzeln Sie und denken Sie „Ich nehme ja komplettes Vitamin E".

Das wahre Vitamin E schafft Schönheit. Spannkraft von innen nach außen!

Als Frau achten Sie auf gesunde Pflege von Haut und Haar. Wenn Ihre Kosmetikerin beim nächsten Besuch stutzt, sagen Sie: „ich nehme jetzt Kosmetik von innen. Komplettes Vitamin E".

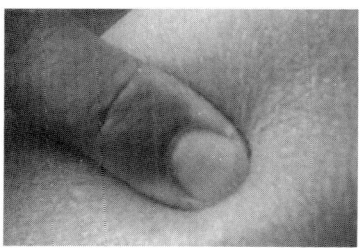

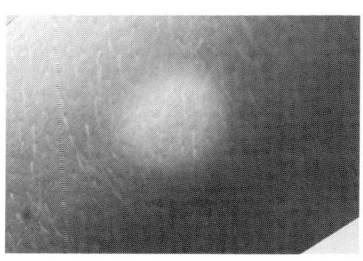

Testen Sie selbst!

Wie viel Jugend braucht Ihre Haut?

Machen Sie den
Sofort-Test!
Ein Finger genügt. Schon prüfen Sie Ihre Haut. Drücken Sie 3 Minuten mit Ihrem Finger fest auf Ihren Arm. Ziehen Sie den Finger weg. Jetzt sehen Sie die helle Druckdelle in Ihrer Haut. Wie lange dauert es, bis Ihre Haut die gewohnte Farbe annimmt?

A unter 7 Sekunden?

B über 7 Sekunden?

A herzlichen Glückwunsch zu Ihrer straffen Haut.

B höchste Zeit mit dem Hautschmeichler
Vitamin E zu beginnen.

Tocotrienole reparieren Sonnenbrand und Sonnenschäden

2008 veröffentlichten japanische Wissenschaftler, dass Tocotrienole in Vitamin E Schäden durch UV-Strahlen der Sonne in Stand setzen (Yamada et. al).

Sichern Sie sich 7-fache Überlegenheit für Ihre Gesundheit – mit komplettem Vitamin E!

Erleben Sie jetzt die magischen Gesundheits-Kräfte der 8 Tocotrienole und Tocopherole. Holen Sie sich neue Lebens-Qualität. Freuen Sie sich jeden Tag über mehr Gesundheit.

Geheimnis Nr. 6: Der geniale, komplette Gelenkschutz ist 5mal stärker als „Glucosamin & Co." – Mit Hyaluron und Superknorpelkleber!

Gelenkschmerz-
frei mit der neuen
Wunder-Formel

Es gibt keinen Grund der Welt, dass Sie sich weiter mit schmerzenden und steifen Gelenken quälen!

Ohne Operation!
Ohne Spritzen!

Wie lange wollen Sie noch Versuchs-Kaninchen für Chemie-Bomber spielen?

Hyaluronsäure im natürlichen Verbund mit Typ-II-Kollagen ist DIE Lösung für

Ihre Gelenkprobleme. Doch Ärzte setzen lieber auf schmerzlindernde Medikamente, die nicht die Ursachen anpacken, sondern nur die Symptome lindern.

Beneiden Sie Menschen, die sich mühelos bücken? Die morgens ohne steife Glieder aufwachen? Die spielend Treppen hinauf steigen?

Gelenkschmerz
– Ursachen von
ignoranten Medizi-
nern unbeachtet

In Europa haben Gelenkprobleme epidemische Ausmaße angenommen. Alleine in Deutschland haben mehr als 21.000.000 Menschen jeden einzelnen Tag ihres Lebens Schmerzen.

Ein Großteil der älteren Menschen wünscht sich jeden Tag mehr Mobilität. Mit zunehmendem Alter werden die Gelenke steifer, sie knacken. Glieder brennen und schmerzen. In Deutschland geben die Menschen mehr als 300 Millionen € jährlich aus, um die Gelenkmobilität zu unterstützen. Sorgen Sie daher frühzeitig dafür, dass Ihre Gelenke gesund bleiben!

Traurig aber wahr! Harte Chemiebomber auf dem Rezeptblock steigern das Risiko an Alzheimer zu erkranken!

Das ergibt eine neue Studie aus den USA. **12 Jahre lang untersuchten Wissenschaftler 2.736 demenzfreie Menschen.**

Die Gruppe die harte Chemiebomber verwendete, erkrankte 57 % mehr an Alzheimer.

Chemiebomber, die Alzheimer beschleunigen? Nein!!!!!

Finden Sie es auch ärgerlich, dass Ärzte und die Pharma-Lobby die besten Gesundheits-Mittel der Welt einfach „vergessen". Während diese Damen und Herren schädliche Chemie-Bomber noch und noch verschreiben.

Ärzte behandeln Symptome und „verordnen" Nebenwirkungen!

Diese Zeichen der Alterung sind primär das Resultat einer zurückgehenden Kollagen-Produktion. Kollagen ist eines der häufigsten Proteine in unserem Körper. Es wird für den erfolgreichen Erhalt gesunder Knorpel, Sehnen, Bänder und der Haut benötigt. Der

Verlust dieses notwendigen Proteins kann zu einer Gelenkdegeneration, einem Verlust der Synovialflüssigkeit (Gelenkschmiere) und dramatischen Hautveränderungen führen. Um das Leben dieses Gewebes zu erhalten, braucht Ihr Körper die richtigen Nährstoff-Rohmaterialien.

Testen Sie Ihren Hyaluron-Stand

Sofort-Test:
Brauchen Sie den kompletten Gelenkschutz?

Nehmen Sie sich 5 Minuten Zeit.
Beantworten Sie diese 10 Fragen ehrlich.

1. Knacken Ihre Gelenke? ☐ ja ☐ nein
2. Schmerzen Ihre Knie beim Treppen steigen? ☐ ja ☐ nein
3. Fühlt sich Ihre Haut schlaffer als früher an? ☐ ja ☐ nein
4. Waren Sie mit Glucosamin unzufrieden? ☐ ja ☐ nein
5. Zählen Sie über 50 Jahre? ☐ ja ☐ nein
6. Waren Sie mit Chondroitin unzufrieden? ☐ ja ☐ nein
7. Vermiesen Ihnen schmerzende Gelenke das Leben? ☐ ja ☐ nein
8. Suchen Sie nach mehr Lebens-Freude ☐ ja ☐ nein
9. Rauchen Sie? ☐ ja ☐ nein
10. Möchten Sie sich wieder schmerzlos bewegen? ☐ ja ☐ nein

Auswertung: Kreuzen Sie 1-mal oder mehr „Ja" an? Höchste Zeit für eine Nahrungsergänzung aus der Apotheke von Mutter Natur. Verwöhnen Sie Ihre Gelenke und Ihren Körper mit der geballten Gesundheits-Kraft dieses Gesundheits-Mittels aus der Apotheke von Mutter Natur.

Dieser Sofort-Test ersetzt nicht den Besuch beim Arzt Ihres Vertrauens

Medizinischer Durchbruch aus der Natur! ...Und warum Sie ihn nicht auf dem Rezept Ihres Arztes finden

Die pharmazeutische Industrie war bisher erfolglos beim Versuch, etwas für Menschen zu tun, die an Gelenkschmerzen leiden. Die Ärzte greifen schnell auf entzündungshemmende Medikamente wie Aspirin, Acetaminophen, Ibuprofen und Naproxen zurück. Diesem lindern aber lediglich die Symptome und betäuben den Schmerz. Das ist natürlich für den Moment hilfreich, aber nichts im Vergleich zu der Aussicht, die Krankheit zu heilen oder zumindest ihr Fortschreiten hinauszuzögern!

Oft kommt es zu Nebenwirkungen. Diese behandelt der Mediziner wieder mit einem neuen Chemie-Bomber. Dieser löst erneut Nebenwirkungen aus ... ein Teufelkreis beginnt.

Nur der Schmerz bleibt. Weil das Übel nicht an der Wurzel beseitigt wird!

Ärzte verschreiben Chemie-Bomber – wir kennen alle aus der Werbung!

Traurig aber wahr! Harte Chemie-Bomber auf dem Rezeptblock steigern das

Risiko an Alzheimer zu erkranken! Das ergibt eine neue Studie aus den USA. **12 Jahre lang untersuchten Wissenschaftler 2.736 demenzfreie Menschen.** Die Gruppe, die harte Chemie-Bomber gegen Gelenkschmerzen erhielt, erkrankte 57 % mehr an Alzheimer.

Neuigkeiten wie diese machen mich absolut wütend. Besonders weil Menschen, die an Gelenkschmerzen leiden, nicht gesagt wird, dass natürliche Alternativen genauso wirksam sind wie Medikamente.

Schicken Sie Ihre Gelenkmittel in Pension. Das Geheimnis aus der Apotheke von Mutter Natur hilft, wenn „Glucosamin & Co." versagen.

Das Dorf der ewigen Jugend – auch der jungen Gelenke

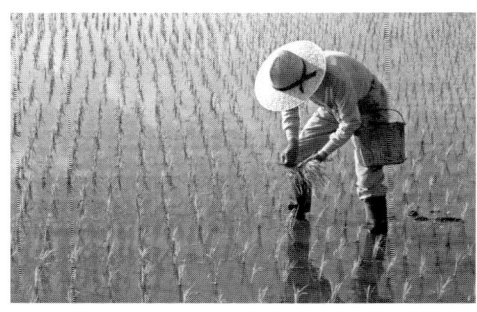

Die Menschen in Yuzurihara nutzen die natürlichen Quellen von Hyaluron

Kennen Sie Yuzurihara? Vor 3 Jahren begann Connie Chung vom Fernsehsender ABC mit einer sensationellen Nachricht: „Das Dorf der ewigen Jugend".

Die Weltgesundheits-Organisation entdeckte diesen Ort in Japan. Rund zwei Stunden von der Hauptstadt Tokio entfernt. Über 990 Städte und Dörfer untersuchte die Weltgesundheits-Organisation und fand in Yuzurihara faszinierende Menschen.

10-mal mehr Menschen über 85 als in Europa und Amerika

Sehen Sie sich diese Japaner an. Alle wirken 20, 25 Jahre jünger. Wenige brauchen Brillen. Gesunde Haut deutet auf gesunde Körper hin.

Erstaunlich junge und bewegliche Gelenke

Obwohl viele dieser Japaner 80, 90 und mehr Jahre zählen, sind sie äußerst beweglich. Der Dorfarzt Dr. Toyosuke Komori ging der ewigen Jugend auf den Grund. Forschte, warum diese Japaner so jung bleiben.

Das Geheimnis: Hyaluron

Die jungen Alten aus Yuzurihara ernähren sich gesund. Sodass der Hyaluron-Spiegel im Körper Bestwerte zeigt. Üblicherweise sinkt der Hyaluronspiegel mit zunehmendem Alter. Dadurch entstehen Gelenkschmerzen, weil Gelenkschmiere fehlt. Hyaluron ist die körpereigene Gelenkschmiere.

Achten Sie auf eine Nahrungsergänzung, die Ihnen 150 mg Hyaluron pro Tag liefert und zwar in einer Form, die der Körper extrem leicht aufnimmt. Es hemmt zusätzlich den Abbau von Hyaluron und sorgt somit doppelt für einen hohen Hyaluronspiegel.

Sie gleichen damit den Mangel aus, der im Alter entsteht. Die beste Voraussetzung, dass Ihre Gelenke endlich wieder wie geschmiert funktionieren. Weiterhin fördert es die Knorpelbildung. Yuzurihara ist der Beweis, dass Ihr Arzt nicht Recht hat, wenn er sagt: „Mit Ihren Gelenkschmerzen müssen Sie sich in Ihrem Alter abfinden."

Der Mensch besitzt 107 Gelenke. 107 Stellen, die Schmerzen auslösen

Einfach gesagt: Rund 214 einzelne Knochen werden über 107 Gelenke miteinander verbunden. Zwischen den Gelenken wirkt der Knorpel wie ein Kugellager und Stoßdämpfer zugleich. Die Gelenkkapsel umhüllt den Knorpel. Diese „Haut" stellt die körpereigene Gelenkschmiere her.

Schmieren und ernähren Sie Ihre Gelenke!

Mit Hyaluron halten Sie Ihre Gelenke fit – Tag für Tag

Unsere Gelenke sind von einer Membran umgeben, die eine Kapsel um die Knochen-Enden bildet. Diese Membran sondert die so genannte Gelenkschmiere ab. Sie hat viele Funktionen, wie die eines Schmierstoffes, eines Stoßdämpfers und eines Nährstofftransporters. Vor allem sorgt sie dafür, dass Ihre Gelenke so geschmiert werden, dass sie sich schmerzfrei bewegen können.

Die Gelenkschmiere schützt Ihre Gelenke und Knochen. Der Knorpel, ein fasriges Bindegewebe, ist von Gelenkschmiere umgeben und enthält keine Blutgefä-

Schmierstoff, Stoßdämpfer und Nährstoff-Transporter

ße. Deshalb ist die Gelenkschmiere so wichtig. Diese Flüssigkeit ist die einzige Möglichkeit, wie Nährstoffe zum Knorpel transportiert und Abfallstoffe abtransportiert werden können.

Schmierstoff, Stoßdämpfer und Nährstoff-Transporter

Diese Flüssigkeit schmiert. Wirkt wie ein Stoßdämpfer. Und transportiert Nährstoffe. Ihre Knorpel enthalten keine Blutgefäße. Deshalb ist die Gelenkschmiere wichtig. Sie befördert die Nährstoffe zum Knorpel. Und bringt die Abfallstoffe weg.

Was passiert, wenn die Gelenkschmiere fehlt?

Denken Sie an Ihre Kniegelenke. Ihr ganzes Leben lang federn diese Ihr Gewicht ab. Oft harte Stöße bei jedem Schritt und Tritt. Mangelt es Ihnen an Gelenkschmiere, reiben Ihre Knochen aneinander: Die Ursache für Gelenkschmerzen.

Je weniger Gelenkschmiere, desto mehr schmerzt's …

Machen Sie einen einfachen Test

Denken Sie an eine Holz-Schublade. Klemmt die, dann können Sie diese nur mit Gewalt herausziehen. Es reibt, knackt und kracht. Ein Schuss Öl oder Wachs, schon läuft die kranke Schublade wieder wie geschmiert.

Schubladen laufen heute meist auf Rollen. Ihr Gelenke nicht. Die brauchen Gelenkschmiere. Füllen Sie Ihre Gelenkschmiere auf. Gesunde Gelenke danken es Ihnen.

Aus der Apotheke von Mutter Natur erhalten die Gelenke alle Nährstoffe im *natürlichen Verbund*, die die Bildung von Knorpel und Gelenkflüssigkeit unterstützen. Glucosamin, Glykosaminoglykane wie Hyaluron und Chondroitinsulfat und Typ-II Kollagen. Und alles *leicht absorbierbar.*

> Mutter Natur gibt Gutes – nehmen Sie, ohne Reue!

Hyaluron – das Wunder der Natur!

Hyaluron, ein Glykosaminoglykan (gehört zu den Polysachariden, Unterklasse der Kohlenhydrate), stellt einen sehr wichtigen Bestandteil der Gelenkschmiere und des Bindegewebes dar.

Die Hyaluronsäure ist ein Bestandteil des inneren Zellraums, des Knorpelgewebes, der Herzklappen, des Innenohrs, der Lederhaut und der Epidermis. Außerdem findet man sie im Glaskörper des Auges. Die körpereigene Produktion der Hyaluronsäure sinkt mit zunehmendem Alter.

> Füllen Sie Ihren Hyaluron-Speicher auf: Machen Sie Ihre Gesundheit fit!

Hyaluronsäure übernimmt mehrere Funktionen in Ihrem Körper. Sie kann Platzhalter sein, um Feuchtigkeit in großen Mengen aufzunehmen und zu speichern. Schmierstoff sein, aber auch Transportmedium für Nährstoffe oder Filter gegen Entzündungsmoleküle.

Überdies hemmt die Hyaluronsäure die Prostaglandinsynthese (ruhender Stoffwechsel, der zur Unterversorgung des Organismus führt) und damit die Entzündungsreaktionen. Mit wach-

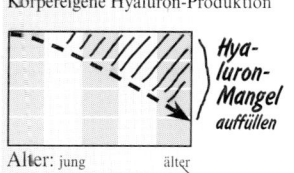

Körpereigene Hyaluron-Produktion

Hyaluron-Mangel auffüllen

Alter: jung — älter

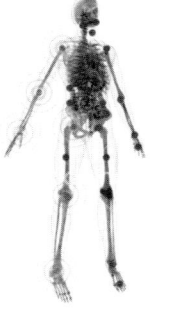

Hyaluron das Wunder von Mutter Natur

sendem Alter schwindet die körpereigene Produktion von Hyaluron. Die Gelenke reiben aneinander, entzünden sich und schmerzen.

Hyaluron das Wunder von Mutter Natur

Das körpereigene Hyaluron gilt als Schlüssel zu gesunden Gelenken. Doch dieser körpereigene Stoff kann noch viel mehr!

• Wirkt wie der Stoßdämpfer an den Knochenenden

• Lindert Arthritisschmerzen und Entzündungen

• Speichert lebenswichtiges Wasser im Körper

• Hält den Großteil der Feuchtigkeit in der Haut

• Ist wie eine „Schönheitsoperation aus der Flasche"! Sie hilft, feine Linien und Falten im Gesicht auszulöschen

• Wirkt in den Herzklappen als Schmierstoff

• Kann zu einer narbenlosen Wundheilung führen

• Hat antioxidative Eigenschaften

• Entgiftet den Körper

• 80 % des menschlichen Auges bestehen aus Hyaluronsäure

• Bietet dem Körper Form und Kontur

• Ist ein natürlicher Entzündungshemmer

Unverschämt! Frauen werden bei Schmerzen schlechter als Männer behandelt!

Gelenkschmerzen tun weh. Das gilt für Männer wie Frauen. Das angesehene Robert-Koch-Institut berichtet: Frauen leiden viel mehr an Kopfschmerzen, Rückenschmerzen und Beinschmerzen. Entzündungen wie Arthritis und Abnutzung der Gelenke treten bei Frauen öfters auf.

Männer äußern sich lautstark über Schmerzen. Frauen halten sich zurück. Sie leiden still vor sich hin. Das führt zu einer Ungerechtigkeit sondergleichen in den deutschen Praxiszimmern. Obwohl Frauen häufiger von Schmerzen gequält werden, bekommen sie im Vergleich zu Männern noch viel seltener eine gute Schmerzbehandlung.

Frauen spüren Schmerzen doppelt so stark wie Männer. Doch beim Arzt ist das umgekehrt.

So die angesehene IASP Schmerz-Gesellschaft 2007. Auch die Präsidentin der Deutschen Schmerzliga Frau Marianne Koch fordert die Gleichbehandlung von Frauen, wenn diese unter Schmerzen leiden.

Tun Sie lieber etwas für gesunde Gelenke. Dann ist's vorbei mit der Ungleichbehandlung.

Machen Sie mobil! Freuen Sie sich wieder über junge Gelenke!

Glucosamin ist nur ein Teil des Puzzles

Die meisten Naturstoffe für Gelenke enthalten Glucosamin oder Chondroitin. Zwei natürliche Stoffe, oft ausreichend. Aber es gibt eine Klasse weit über Glucosamin & Co. Die natürliche Rundum-Formel für gesunde Gelenke.

Wenn Sie Ihre Gelenke gesund halten und beweglich bleiben wollen, gibt es drei gute Gründe:

1. „Glucosamin & Co." sind nur ein Teil der Lösung. Und stammen oft aus tierischen Abfällen, die meist mit Antibiotika belastet sind.

2. Geplagte Gelenke brauchen alles, was die Natur für gesunde Gelenke vorsieht.

3. Manche Menschen bekommen Magenprobleme. Besonders, wenn Sie harte Chemie verordnet bekommen.

Freuen Sie sich über gesunde Gelenke, wie frisch geschmiert!

Die renommierte Medizin-Kennerin Lorna R. Vanderhaege deckt Fakten auf, die der Medizinbetrieb oft versteckt hält:

„Harte chemische Schmerztöter können Gelenke zerstören. Das ergab eine Studie, die der Fachzeitschrift „The Lancet" zugeleitet wurde …"

Die Medizin-Kennerin weiter: *„In einer Studie wurden 294 Röntgenbilder von der Hüfte untersucht. Patienten, die die harten Chemie-Bomber einnahmen, hatten stärker zerstörte Hüftgelenke."*

Waren Sie von einem Gelenkmittel enttäuscht – das ist jetzt vorbei

Erfolge von körpereigenem Stoff sprechen sich herum wie ein Lauffeuer.

Eine neue, verblüffend effektive Alternative für gesunde Gelenke könnte eine natürliche, körpereigene Gelenkschmiere sein. Eines der neuesten, effektivsten Produkte für gesunde Gelenke sorgt für die Neu-Bildung körpereigener Knorpelmasse. Die Resultate doppelt-blinder, placebokontrollierter klinischer Studien ergaben, dass diese neue Nahrungsergänzung die Gelenkbeweglichkeit wunderbar unterstützt.

Außerdem kann es optimal verwendet werden, um degenerative Gelenkerkrankungen wie rheumatoide Arthritis und Arthrose, Gelenkdefekte, Gefäßerkrankungen, progressive Myopie, Knorpelverletzungen und Bindegewebsstörungen in der Behandlung zu unterstützen.

Die Mischung macht's Glucosamin ist ebenfalls ein natürlicher Körper-Grundstoff für gesunde Knorpel, Knochen, Bindegewebe und Haut. Bei Gesunden kommt er reichlich im Körper vor. Nicht jedoch, wenn Sie den Teufelskreis der Schmerzen bereits betreten haben. Aber keine Angst: Fehlendes Glucosamin kann ergänzt werden!

Auch **Chondroitinsulfat**, eine strukturelle Komponente des Knorpels, ist wirkungsvoll gegen Arthritis, besonders wenn es in Kombination mit Glucosamin genommen wird.

Was ist der Unterschied zwischen BioCell Collagen Typ II® und anderen Kollagenarten?

Von handelsüblichen Kollagenprodukten muss man 10 Gramm oder mehr pro Tag nehmen, damit man – wenn überhaupt – eine Verbesserung spürt. Von **BioCell Collagen II®** brauchen Sie 1,5 Gramm pro Tag.

Warum? Die kleineren Moleküle nimmt der Körper sehr gut auf.

BioCell Collagen II® ist der Durchbruch für die Gelenkgesundheit. Es enthält zusätzlich die Schlüsselaminosäure Hydroxyprolin für die Schönheit von Haut, Haare und Nägeln.

Ihre Haut sagt „Danke", wenn Sie auf gesunde Gelenke achten

Hyaluron – Schlüsselfaktor für gesunde Gelenke und schöne Haut!

Gesundheit sehen Sie auf einen Blick. Wenn Sie Ihre Haut betrachten. Vergessen Sie schlaffe und stumpfe Haut. Ein Mittel aus der Apotheke von Mutter Natur beschert Ihnen den Zauberstoff für gesunde Haut: **BioCell Collagen II®**

Komplimente für gutes Aussehen – Die stärkste Nebenwirkung von Hyaluron!

Dieser Naturstoff sorgt dafür, dass Ihre Haut aufblüht und Ihre Haut straff und geschmeidig hält. Verwöhnen Sie jetzt Ihre Haut sanft von innen.

Lächeln Sie, wenn Sie hören: "Du siehst ja 15 Jahre jünger aus! Wie machst du das nur?" Antworten Sie schmunzelnd: „Ich tu was für meine Gelenke. Und das hält auch meine Haut jung und gesund!"

Was meinen Sie, wie Ihr Gegenüber staunt.

Setzen Sie jetzt die Gesundheits-Spirale in Gang

Diese Kurve zeigt, wie schnell eine Nahrungsergänzung vom Körper aufgenommen wird, wenn sie Hyaluron (BioCell Collagen II®) enthält. Sehen sie selbst, wie die wertvollen Gesundheits-Stoffe direkt ins Ziel kommen.

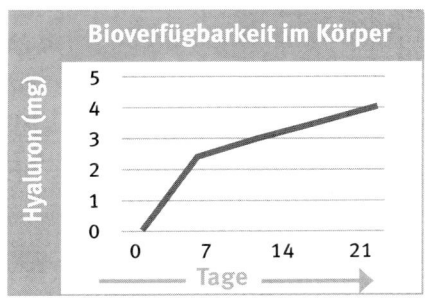

Die klinische Studie beweist den überzeugenden Anstieg von Hyaluron im Körper.

Die Gelenk-Formel des 21. Jahrhunderts sorgt dafür, dass 107 Gelenke beweglich bleiben

Versorgen Sie Ihre Gelenke mit allen wichtigen Nährstoffen: Am sinnvollsten ist es, wenn Sie diese Wirkstoffe im natürlichen Verbund zu sich nehmen, um die Bildung von Knorpel und Gelenkflüssigkeit zu unterstützen. Glucosamin, Glykosaminoglykane wie Hyaluron und Chondroitinsulfat und Kollagen.

Einzigartiges hydrolysiertes Typ-II-Kollagen klinisch geprüft und sicher macht Ihre Gelenke mobil, unterstützt Knorpel und Bindegewebe. Natürliche Gelenkschmiere stärkt Ihre Muskulatur, als „Zuckerl" freuen Sie sich, dass Ihre Haut schöner wird.

Rundum-Versorgung Ihrer 107 Gelenke

Typ-II-Kollagen mit Hyaluron: Der vielleicht vielversprechendste Gelenk-Durchbruch, der die Mobilität Ihrer Gelenke und unterstützt. Denn nur Typ-II-Kollagen kann die Bildung von körpereigenem Hyaluron anregen. Geschmierte Gelenke bewegen sich besser. Bewegen Sie sich, stärken Sie Ihre Gelenke. Und gesunde Gelenke schmerzen nicht.

Granatapfel „Schutz-Schirm von Mutter Natur"

Geheimnis Nr. 7: Mit Punicalaginen siegt Gesundheit mit der List griechischer Krieger!

Mit diesem Wunder der Natur schlagen Sie Krankheiten ein Schnippchen!

Die Punicalagine des Granatapfels befreien Arterien von fettartigen Ablagerungen (oxidiertes Cholesterin), schützen Prostata und Brust und helfen gegen Krebs. Ärzte setzen jedoch lieber auf Statine, die dem Körper das für das Herz so wertvolle Coenzym Q10 rauben.

Ein alter Bekannter – lange vergessen!

Der Granatapfel ist eine der ältesten Kulturfrüchte der Menschheit: Bereits im Alten Testament wird er mehrfach erwähnt. Eine Frucht, die seit über 5.000 Jahren paradiesische Zustände verspricht. Er gilt seit jeher als ein Symbol des Lebens und der Fruchtbarkeit. Bei uns taucht der Granatapfel Weihnachten zur Dekoration auf und verschwindet dann wieder.

Dabei sagen die Engländer „Ein Apfel am Tag hält den Doktor fern". Ob sie dabei auch an Granatäpfel gedacht haben? Klug wäre es, wie die Forschungen des israelischen Ernährungsmediziner Dr. Michael Aviram vom Rambam Medical Center in Haifa zeigen. Er ist vor allem der gefäßschützenden Wirkungen dieser orientalischen Frucht auf der Spur.

Mit Erfolg, wie das US-Wissenschaftsmagazin Science schon im Januar 2005 meldete. In einer ersten 3-jährigen Pilotstudie an 19 Patienten, die an Bluthochdruck und Arteriosklerose mit bereits verengter Halsschlagader litten, erwies sich der Granatapfel als außergewöhnlich wirksam. 10 Versuchsteilnehmer hatten 3 Jahre lang täglich 50 ml Granatapfelsaft zu sich genommen, die 9 anderen einen Placebosaft.

Es klingt wie ein Wunder, wenn Wissenschaftler in verschiedenen Ländern gleichzeitig eine Pflanze erforschen.

Schön, das „ewige Leben" können die Forscher dem „Paradies-Apfel" nicht entreißen. Doch die Ergebnisse über den Granatapfel klingen nach einer wissenschaftlichen Sensation.

Der Granatapfel zählt zu einem der gesundheitsförderlichsten Lebensmittel, die die Forschung derzeit kennt, denn es kann sogar das Altern der Arterien stoppen und aufheben!

In Zellversuchen hatte Dr. Avram zuvor mehrfach belegt, dass

Paradiesische
Wirkung 3 mal
stärker!

Granatäpfel fast 3-mal so viel antioxidative sekundäre Pflanzenstoffe (Polyphenole) enthalten wie z. B. rote Weintrauben oder grüner Tee. Damit hat der Granatapfel eine 3-mal so starke antioxidative – zellschützende – Wirksamkeit. Und fördert somit 3-mal so kraftvoll die Gesundheit Ihrer Arterien.

Denn Fakt ist: Im Alter droht Arteriosklerose. Mit zunehmendem Alter versteifen und verengen sich durch falsche Ernährung und ungesunde Lebensweise die Blutgefäße. Und verstopfte Blutgefäße lösen Herzinfarkte und Schlaganfälle aus.

Granatapfel schützt Ihre Arterien nicht nur – er repariert auch bereits eingetretene Schäden. Arteriosklerose wird umgekehrt!

Bisher glauben Mediziner, dass einmal gebildeter „Plaque" für immer in den Wänden der Blutgefäße bleibt.

Studien belegen
Multi-Talente!

Eine aufsehenerregende Studie aus Israel zeigt, dass der Granatapfel die Plaquebildung stoppt und rückgängig macht. Durch junge Adern strömt Blut voll durch. Extrakt aus dem Granatapfel erhöht das Stickoxyd im Blut. Entspannt harte Arterien und Venen. Repariert die Zellwände Ihrer Blutgefäße.

Am Ende der Studie war der systolische Blutdruck (1. Wert) der **Granatapfel-Konsumenten** um durchschnittlich 20 % gesunken. In der Placebogruppe gab es dagegen keinerlei Veränderungen. Auch die Verdickung der Halsschlagader und die schädliche Oxidation des LDL-Cholesterins, die zu den gefährlichen

Ablagerungen führt, nahmen nur in der Granatapfel-
gruppe deutlich ab.

**Nutzen Sie diese Chance von Mutter Natur. Zur Stär-
kung Ihrer Arterien. Zum Aufbau Ihrer Abwehrkräfte.
Zur Gesunderhaltung Ihrer Prostata.**

Die Medizin hingegen setzt sofort Chemiebomben bei
Arterienverkalkung ein. Oder greift zum Messer und
operiert. Es werden Symptome gelindert, nicht Erkrankungen behandelt und Lebensfreude wieder hergestellt.

Was macht den großen gesundheitlichen Nutzen von Granatäpfeln aus?

Es ist schon lange bekannt, dass **Pflanzenphenole**
(sekundäre Pflanzenstoffe) beachtliche gesundheits-
fördernde Eigenschaften haben und stark antioxida-
tiv (zellschützend) wirken. Die Erkenntnis ließ sich
bisher allerdings kaum nutzen. Denn die Phenole
werden vom menschlichen Organismus nicht so leicht
aufgenommen. Die Phenole im Granatapfel, auch
Punicalagine genannt, bilden hier die große Ausnah-
me! Denn diese Granatapfel-Phenole sind 100 % wasserlöslich und weisen eine einzigartige Bioverfügbarkeit von 95 % auf. Damit besitzen die Punicalagine
die stärkste Wirksamkeit gegen freie Radikale, die
die Wissenschaft jemals in Nahrungsmitteln finden
konnte.

Das stärkste
Antioxidans
aus der Natur!

Nie da gewesener Schutz für Herz und Kreislauf: Durch die wundersame Wirkung des Granatapfels.

Übertrifft zahlreiche Antioxidantien beim Kampf gegen die Freien Radikalen

Der Extrakt aus dem Granatapfel wirkt nach einer neuen Studie noch besser als Traubensaft, Heidelbeersaft, Rotwein, Vitamin C und Vitamin E.

Zur Stärkung
Ihrer Arterien

Die Punicalagine schützen durch starke antioxidative und entzündungshemmende Wirkung Ihr Herz und Ihren Kreislauf. Und helfen gegen Alzheimer.

Zum Aufbau der
Abwehrkräfte

Vorsicht vor CSE-
Hemmer

Die Farb-, Gerb- und Bitterstoffe des Granatapfels werden als die „Vitamine des 21. Jahrhunderts" bezeichnet. Sie schützen die Zellen vor schädlichen, aggressiven Freien Radikalen. Eine gewisse Menge davon benötigen wir für die Immunabwehr, um Bakterien und Viren zu inaktivieren. Aber nahezu jeder von uns ist heutzutage – z. B. durch Stress, Umweltgifte, Medikamente, Rauchen, etc. – in der Regel mit deutlich mehr Freien Radikalen konfrontiert als nötig.

Hat Ihnen Ihr Arzt CSE-Hemmer (auch Lipidsenker mit dem Wirkstoff Statin) verschrieben? – Dann ist Vorsicht geboten – denn: Muskelschmerzen (Myalgien) und -krämpfe mit Anzeige eines Muskelschadens sind die Hauptnebenwirkungen von CSE-Hemmern. Dazu kommen Magen-Darm-Störungen, grippeähnliche Beschwerden, Infektionen und Hauterkrankungen wie Ekzeme. Die Erklärung dafür ist ganz leicht: Der Wirkstcff, das Statin reduziert das körpereigene Q10. Q10 jedoch dient wiederum dem Schutz der Muskeln. Überlegen Sie es sich gut, ob Sie sich in diesen Teufelskreis begeben wollen ...

Es ist als spanne **Mutter Natur einen Schutz-Schirm für Sie auf!**

Viele Menschen kennen das:
- müdes Herz
- dauerndes Schlappsein
- ständige Sorgen um Prostata oder Brust
- große Angst vor Krebs und Alzheimer

Das Beste aus dem Granatapfel für ...
... gesunde Cholesterinwerte!

Granatapfelextrakt senkt das Cholesterin und bremst hohe Blutfettwerte. Ihr Darm nimmt weniger Zucker auf und stoppt einen zu hohen Blutzuckerspiegel.

Blutdruck sinkt bis 15 % und damit sinken auch die Risiken fürs Herz

Der Extrakt des Granatapfels befreit Blutgefäße. Werden die „Rohre" erweitert, dann sinkt der Blutdruck. Also ist das bisherige medizinische Wissen – einmal gebildeter Plaque (Ablagerungen) bleibt für immer in den Wänden der Blutgefäße – damit widerlegt! Durch die kraftvollen Wirkstoffe in der „Paradiesfrucht".

... eine gesunde Prostata!

Studien aus den USA beweisen, dass Granatapfel-Extrakt den sogenannten PSA-Wert günstig beeinflussen kann. Und damit wird allgemein eine gesunde Prostata in Verbindung gebracht.

Gesunde Prostata behalten – kein Problem!

Prostatakrebs wird im Wachstum gehindert

Eine Studie aus dem USA zeigt, dass ein Glas Granatapfelsaft täglich die Gefahr, an Prostatakrebs zu erkranken, in Schach hält. Es war der erste klinische Versuch mit Granatapfelsaft an Patienten mit erneut aufgetretenem Prostatakrebs dieser Art. Die Forscher der Universität von Kalifornien, Los Angeles, fanden heraus, dass die Polyphenole im Granatapfel in vivo (im Körper) helfen,

- die **Spiegel von prostataspezifischem Antigen (PSA) zu senken,**

- das **Wachstum von Prostatakrebszellen** zu hemmen und

- deren Apoptose – oder den programmierten Zelltod – zu verursachen.

Die Wachstumsgeschwindigkeit von Prostatakrebs verzögerte sich bei diesen Patienten um den beachtenswerten Faktor 3 (!) (im Vergleich zu der PSA-Verdopplungzeit von Prostatakrebskranken, die mit konventionellen Therapien wie Bestrahlung und Operation behandelt wurden). Diese Ergebnisse lassen sogar hoffen, dass Männer, die bereits an Prostatakrebs erkrankt sind, mit Granatapfel-Einnahme möglicherweise eine weitaus höhere Lebenserwartung haben! Auch nebenwirkungsreiche Hormon- oder Chemotherapien werden wohl durch eine Granatapfelanwendung erst viel später oder überhaupt nicht notwendig!

... Ihre neu erwachte Liebes-Kraft!

Amerikanische Forscher berichten, dass der Granatapfel gut für das Liebesleben von Mann und Frau ist. Die Frucht steigert die Potenz des Mannes. Der Penis wird besser durchblutet. Erektionsstörungen werden repariert.

Liebe wieder voller Saft und Kraft!

Schlagen Sie den Krankheiten ein Schnippchen!

Aber der Granatapfel hat noch viel mehr Gesundheits-Vorteil zu bieten:

Beugt Brust-Krebs, Prostata-Krebs und weiteren Krebsarten vor

Studien wie die der Universität von Kalifornien beweisen, dass Granatapfel-Extrakt das Wachstum von Krebszellen hemmt. Weitere Studien sind mit dem Granatapfel auf der Spur, um Darmkrebs und Lungenkrebs zu bekämpfen.

... Wechseljahresbeschwerden adieu

Im Rahmen eines großen Forschungsprojekts zeigte sich, dass der Granatapfel eine antiöstrogene Wirkung hat, indem er das Schlüsselenzym Aromatase blockiert. Neben dem Schutz vor Freien Radikalen war es die antiöstrogene Wirkung, die sich so wirkungsvoll gegen Brustkrebs erwies.

Ferne glänzt der Granatapfel durch große Mengen an lustfördernden, pflanzlichen Hormonen. Eine japanische Studie weist darauf hin, dass der Granatapfel wegen seines einzigartigen Reichtums an Phytoöstrogenen Frauen in der Menopause eine spürbare Linderung ihrer typischen Beschwerden bringen könnte.

... ein verjüngtes Hautbild!

Der Extrakt des Granatapfels behebt sichtbar die Zeichen des Hautalterns. Er ernährt die Fibroblast-Zellen (Bindegewebszellen) Ihrer Haut. Diese liefern Kollagen und Elastin-Fasern, die für junge und elastische Haut wichtig sind.

... die Stärkung Ihrer Abwehrkräfte!

Stoppt chronische Entzündungen!

Das Natur-Wunder Granatapfel unterstützt Ihre Abwehrkräfte. Es entschärft sogar die schädliche Auswirkung von Nikotin, Alkohol und Umweltgiften. Entfesseln Sie die Kraft von Mutter Natur gegen das Altern.

Worauf es bei der Auswahl des Granatapfelextrakts ankommt

Natürlich hilft ein Glas Granatapfelsaft am Tag. Aber um die volle Kraft dieser Frucht spüren zu können, sollten Sie einen Granatapfelextrakt ergänzend zu sich nehmen. Das erspart Ihnen auch den vielen Zucker, der Granatapfelsäften aus Geschmacksgründen zugesetzt wird.

Für die richtige Auswahl eines Granatapfelmittels berücksichtigen Sie am besten die folgenden 10 Punkte.

Die 10 Gebote für die Wahl eines Granatapfelmittels

1. Auf die Punicalagine kommt es an

180 mg Punicalagine aus Granatapfel sind eine gute tägliche Versorgung für einen optimalen Zellschutz. Natürliche Punicalagine in Granatapfel enthalten Ellagsäure in gebundener Form. Da Punicalagine 100 % wasserlöslich sind, werden sie sehr gut vom Körper aufgenommen. Wie ein trojanisches Pferd bringen Punicalagine natürliche Ellagsäure in den Körper und setzen sie dort frei, wo sie vor Krebs schützt, z.B. im Darm.

2. Vorsicht bei freier Ellagsäure

Freie Ellagsäure nützt nichts! Freie Ellagsäure ist nicht wasserlöslich und wird deshalb vom Körper praktisch nicht aufgenommen. Herkömmliche Granatapfel-Mittel enthalten teilweise zugesetzte, freie Ellagsäure, um die Aussagen bezüglich der Gesamtmenge von Polyphenolen auf dem Etikett zu schönen. Worauf es wirklich ankommt sind Punicalagine, die Ellagsäure in gebundener Form enthalten. Die sind bis 10-mal stärkere Antioxidantien als künstlich angereicherte Ellagsäure.

3. Mindestens 180 mg Punicalagine pro Tag

Mindestens 180 mg Punicalagine aus Granatapfel pro Tag sind der Basisbedarf für einen guten täglichen Zellschutz. Forscher der Universität Kalifornien haben handelsübliche Granatapfelextrakt-Nahrungsergänzungsmittel auf die Mengen an Punica-laginen (die für 50 % der antioxidativen Aktivität der Frucht verantwortlich sind) getestet. Die Resultate demonstrierten enorme Abweichungen zwischen den Produkten. Von sieben Produkten (deren Name nicht genannt wurde) enthielten nur drei bedeutende Mengen von Punicalaginen. Zwei Produkte besaßen nur Spurenmengen von Punicalaginen und zwei andere besaßen keine nachweisbare Menge.

Das gleiche erschreckende Bild zeigt sich in Deutschlands Apotheken. So stellt eine Vergleichsuntersuchung durch ein behördlich anerkanntes, akkreditiertes, deutsches Prüflabor bei führenden Marken in Deutschlands Apotheken fest: 3 Granatapfel-Produkte enthielten absolut unzureichende Mengen an Punicalaginen (70 - 100 mg) und 2 weitere so gut wie gar keine (0 - 5 mg)!

4. Ab 50 mindestens 360 mg Punicalagine pro Tag

Im Rahmen einer Studie zur Aufnahme der Aktivstoffe in den Körper wurde gezeigt, dass eine erhöhte Tagesmenge Granatapfel-Extrakt zur schnelleren und höheren Verfügbarkeit der wertvollen Pflanzenstoffe führt. So können gesundheitlich positive Effekte noch schneller erzielt und auf Dauer aufrecht erhalten werden.

Warum Männer ab 50 täglich 360 mg Punicalagine?

Zum effektiven Schutz vor Prostata-Krebs! Man schätzt, dass 15 bis 30 % der Männer über 50 und ganze 80 % der Männer über 80 mikroskopisch kleinen, nicht diagnostizierten Prostatakrebs haben. Derzeit wird Prostatakrebs bei einem von sechs Männern diagnostiziert und behandelt, weil man glaubt, er sei klinisch relevant, aber er ist nur bei 3 % der Männer tödlich. Prostatakrebs wird im Allgemeinen durch einen erhöhten PSA-Wert (prostataspezifisches Antigen) oder eine abnormale rektale Untersuchung diagnostiziert. Derzeit setzt man 20 oder mehr Männer den Leiden der Krebstherapie aus, um einen Mann vor dem Tod durch Prostatakrebs zu retten.

Warum Frauen ab 50 täglich 360 mg Punicalagine?

Zum effektiven Schutz vor Brustkrebs! Nach *Informationen des Robert Koch-Instituts* ist Brustkrebs die häufigste Krebserkrankung bei Frauen in Deutschland und weltweit: Jede neunte Frau in Deutschland erkrankt im Lauf ihres Lebens an Brustkrebs und jedes Jahr gibt es rund 50.000 *Neuerkrankungen*. Das Risiko, an Brustkrebs zu erkranken, nimmt vor allem ab dem 50. Lebensjahr deutlich zu. Zum Granatapfel sind in den letzten Jahren zahlreiche positive wissenschaftliche Studien zu seinen zellschützenden Eigenschaften in anerkannten Fachzeitschriften veröffentlicht worden.

5. Produkte mit Zucker meiden

Granatapfelsaft wird allgemein als in Flaschen abgefüllter Saft, Saftkonzentrat oder Extrakt (typischerweise in einer Kapsel) verkauft. Beim richtigen Extrakt erhalten Sie eine ausreichend hohe Menge an Punicalaginen. Ein weiterer wichtiger Vorteil des richtigen Extrakts ist, dass Sie rund 150 Kalorien vermeiden können, die normalerweise in einer Tasse Saft oder einer Portion des Konzentrats als Zucker enthalten sind.

6. Nur Granatapfelprodukte ohne Gentechnik

Ursprünglich ist der Granatapfelbaum im Gebiet von Persien bis ins nördliche Indien heimisch. Dort wuchs er zuerst wild heran und wurde dann kultiviert. Von da aus hat er sich im Altertum im ganzen Mittelmeerraum, Afrika und Europa ausgebreitet. Heute wird er auch in vielen anderen Regionen der Welt, wie in China, Japan, Russland und einigen Teilen der USA, angebaut.

Hauptlieferant von Granatäpfeln auf dem Weltmarkt ist Iran. Doch bei diesen Früchten kann nicht ausgeschlossen werden, dass sie gentechnisch manipuliert wurden! Achten Sie daher darauf, nur wilde Granatäpfel aus Indien zu kaufen. Denn nur wilde Granatäpfel aus Indien sind garantiert frei von Gentechnik!

7. Nur Produkte aus wilden Granatäpfeln

Viele Länder, z. B. die USA, verwenden Chemikalien in der Landwirtschaft oder holen die Ernte maschinell ein. Dies belastet und beschädigt die Früchte und mindert die Qualität enorm! Achten Sie daher darauf, nur wilde Granatäpfel aus Indien zu kaufen. Wilde Granatäpfel aus Indien werden schonend von Hand geerntet und sind frei von Pestiziden und Kunstdüngern!

8. Nur Produkte aus schonender Extraktion

Die meisten handelsüblichen Granatapfelextrakte werden durch Hitzetrocknung hergestellt. Die hohen Temperaturen im Herstellungsverfahren lassen die Polyphenole oxidieren. Damit ist die gesundheitsförderliche Wirkung nicht mehr gegeben.

Ein äußerst schonendes Verfahren extrahiert die wertvollen Inhaltsstoffe wilder, reifer Granatäpfel ohne Erhitzen. Dabei handelt es sich um ein relativ aufwendiges Verfahren, bei dem bei tiefen Temperaturen und unter vermindertem Druck das Wasser entfernt wird. Die schonende Extraktion gewährleistet im Gegensatz zur Hitzetrocknung den Erhalt der wertvollen Pflanzenstoffe in hochaktiver Form und garantiert einen hohen Anteil von mindestens 45 % Punicalaginen im Spezial-Extrakt.

9. Extraktion ohne bedenkliche Lösungsmittel

Verwenden Sie nur Granatapfelprodukte, die nicht mit Hilfe chemischer Lösungsmittel hergestellt werden. Solche Lösungsmittel belasten das Granatapfelprodukt und auch Ihre Gesundheit.

10. Nur Produkte mit unabhängiger Laborkontrolle

Ein Granatapfel-Extrakt höchstmöglicher Qualität wird regelmäßig und kompromisslos auf Reinheit und Natürlichkeit hin geprüft. Dies findet unter Aufsicht eines gesetzlichen, sachkundigen Prüfers gemäß deutschem Arzneimittelgesetz bei einem unabhängigen renommierten, deutschen Labor statt.

Achtung bei künstlich erzeugter Ellagsäure!

Seien Sie vorsichtig bei künstlich erzeugter Ellagsäure! Granatapfel-früchte enthalten keine freie Ellagsäure. Beim Granatapfel kommt es auf die **natürlichen Punicalagine** an. Nur diese enthalten die wertvolle Ellagsäure in gebundener Form. Wie ein trojanisches Pferd bringen diese die natürliche wertvolle Ellagsäure in Ihren Körper. Setzen diese frei, wo sie schützen kann: zum Beispiel im Darm, in der Brust und in der Prostata.

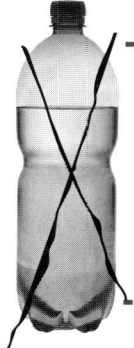

Vorsicht bei Granatapfelsaft

Enthält viel Zucker, viele Kalorien und ist oft mit anderen Säften gestreckt.

Nur ein Granatapfelextrakt, der nach einem speziellen, sehr schonenden Extraktionsverfahren gewonnen wird, zeichnet sich durch besonderes Qualität aus. So wird sichergestellt, dass die für Ihre Herzgesundheit wichtigen Säuren in einer hochaktiven Form erhalten bleiben. Nur ein rein natürlich hergestellter Granatapfelextrakt garantiert Ihnen, dass die wertvollen Granatapfel-Polyphenole in ihrer natürlichen Form vorliegen, so, wie sie auch in Lebensmitteln enthalten sind. Das ist für den Nutzen in Ihrem Organismus von entscheidender Bedeutung!

Mit Granatapfelextrakt steigern Sie auf natürliche Weise Ihre Lebens-Qualität und Ihre jungendliche Vitalität. Es ist so einfach: Verscheuchen Sie die nagende Angst vor dem Altern. Gleichzeitig fördern Sie Ihre Leistungs-Kraft. Werden Sie noch heute aktiv und beugen Sie vor. Es geht um Ihre Gesundheit: schützen Sie Herz, Kreislauf und Prostata. Weg mit Ihren Sorgen vor Krebs, Alzheimer und Arteriosklerose.

Die Apotheke aus Mutter Natur hält 7 Geheimnisse für Sie bereit ...

... allerdings geben die heutigen Verarbeitungsprozesse der Lebensmittel meist nicht ausreichend Nährstoffe her, um den Körper vollständig zu versorgen. Damit Ihr Körper aber langfristig alle notwendigen Substanzen erhält, ist es wichtig, die Helfer der Natur von außen regelmäßig (!) zuzuführen.

Außer den Vitaminen K und D (durch Sonne) kann vom menschlichen Körper keine gesunderhaltende Substanz selbst hergestellt werden.

Deshalb ist die permanente Zufuhr an Vitaminen, Omega-3-Fettsäuren, Granatapfelextrakt oder Hyaluronsäure für Ihren Körper äußerst relevant. Menschen, die häufig Diäten machen, bekommen z. B. nur unzureichend Vitamine zugeführt und wundern sich über Schwäche oder Leistungsabfall. Außerdem produzieren Sie dadurch deutlich mehr „Freie Radikale", die der Körper bekämpfen muss und durch die womöglich Krankheiten entstehen können.

Besser schafft Ihr Körper das durch die Versorgung mit den

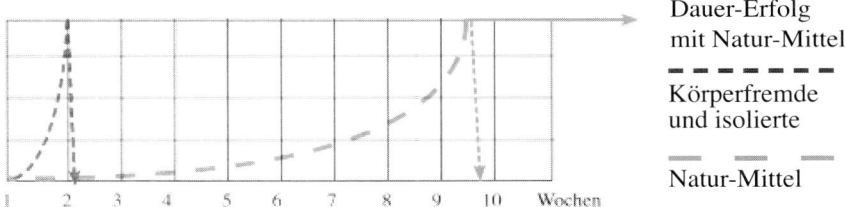

Dauer-Erfolg
mit Natur-Mittel

Körperfremde
und isolierte

Natur-Mittel

Wie schnell helfen Ihnen die Naturwunder?

Es gibt Menschen, die schon wenige Tage nach Beginn mit den Naturextrakten über große Erfolge berichten. Aber meist dauert es doch länger, um in den vollen Genuss aller Vorteile zu kommen. Warum? Der Organismus braucht für jeden Nährstoff eine bestimmte Zeit, um seine Depots wieder aufzufüllen.

Je nach einzelnem Nährstoff kann es sich um Wochen bis Monate handeln. Um Ihren Zellen, Ihrem Herz oder Ihrem Gehirn optimalen Schutz zu geben, brauchen Sie daher nur ein wenig Geduld.

Und da Sie Ihr Leben lang täglich einem Bombardement durch Freie Radikale ausgesetzt sind, ist es absolut sinnvoll, diese geheimen Naturhelfer Ihr Leben lang täglich zu nehmen.

Wir wünschen Ihnen beste Gesundheit –
die Apotheke aus Mutter Natur hilft Ihnen dabei!